妊娠中に意識して食べたい！
赤ちゃんの体をつくる食材

赤ちゃんの体は、ママが食べたものでつくられます！
脳、腸、骨、血液、筋肉をつくるのに必要な栄養素と、その栄養素を〜〜〜

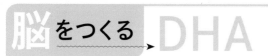

JN050233

脳 をつくる ▶ DHA

設定なし

DHAは主に魚介類に含まれる必須脂肪酸。〝頭をよくする油〟といわれ、脳の発達には欠かせません。人の体内でつくり出すことができないので、ママが食べて供給しましょう。

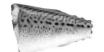
● さば80g 〔776mg〕

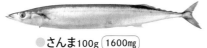
● さんま100g 〔1600mg〕

● ぶり80g 〔1360mg〕

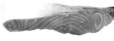
● 鮭80g 〔960mg〕

● しらす干し10g 〔57mg〕

● 桜えび 10g 〔31mg〕

＋ レシチン で脳を活性化！

認知症の予防で注目されているレシチンは、脳の働きを活性化させて、記憶力を高める効果が期待されています。大豆や大豆製品、卵(卵黄)に多く含まれます。

大豆製品
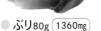

卵

腸 をつくる ▶ 発酵食品

妊婦の
推奨摂取量
1日
1品以上

ママの腸内細菌は、赤ちゃんにそのままプレゼントされるといわれています(p.39参照)。発酵食品は乳酸菌など、体にいい菌が豊富なので、毎日1品は食べるのがおすすめ。

● 納豆

● みそ

● ヨーグルト

● キムチ

● 漬け物

＋ 食物繊維 で腸の掃除を！

食物繊維は便のかさをふやし、排便をスムーズにして便秘を防いでくれます。また、良質なオイルも便のすべりをよくします。スムージーなどにスプーン1杯のオイルを加えて。

根菜

大豆
きのこ

マグネシウム で排便促進！

便秘薬の成分として知られるマグネシウムは、カルシウムとともに筋肉の収縮や、腸のぜん動運動をサポートします。未精製米や雑穀米、海藻、魚介などを食べましょう。

雑穀米
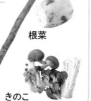
海藻
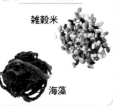

これらは食べすぎに ⚠ 注意

食べる量、種類などによっては、胎児に影響がある可能性も。
妊娠中は食べすぎ・飲みすぎに注意しましょう。

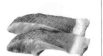

金目だい、めかじき、めばちまぐろなど

1週間に約80g程度が目安。脂肪が少ないほど、水銀濃度は少なめ。本まぐろも約80gが目安量。

みなみまぐろ、まかじき、きだいなど

1週間に約160g程度が目安。80gを週2回までとし、刺し身なら1回に5〜6切れ程度にしましょう。

うなぎ

初期はビタミンAの過剰摂取に気をつけて。うな重と肝吸いを週1回食べるくらいなら、問題なし。

スモークサーモン

食中毒菌の一種であるリステリア菌が心配です。ピザやパスタに入れるなど、加熱して食べましょう。

刺し身

食中毒や寄生虫などの心配があるため、体調がよくないときは、生ものは控えるのがベター。

ローストビーフ

O-157やトキソプラズマのおそれがあります。レアがおいしい牛肉ですが、中心まで火を通すのが安心。

生ハム

リステリア菌に感染すると、流産・早産を引き起こす危険も。加熱して食べたほうが無難です。

レバー

鉄が豊富ですが、食べる量に注意。1日に鶏・豚レバーは約10g、牛レバーは約100gを目安に。

生卵

卵は栄養の優等生。ただし、生卵はサルモネラ菌の心配があるため、加熱するのがおすすめです。

ナチュラルチーズ

白カビのカマンベールや青カビのチーズは要注意！そのままではなく、加熱して食べましょう。

ひじき

無機ヒ素が含まれますが、毎日大量に食べなければ問題なし。水でもどすことでヒ素は半減します。

こぶ

こぶに含まれるヨウ素を大量にとると、胎児の甲状腺機能の低下を招く可能性が。量を控えて。

市販のドレッシング

予想以上に塩分が多いので、かけすぎないように要注意。なるべく塩分を控えて手作りを。

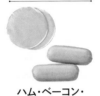

ハム・ベーコン・ソーセージ

燻製肉には塩分が多く含まれます。サンドイッチには、ゆで鶏やゆで豚などを手作りすると大幅に塩分カット。

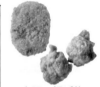

市販の揚げ物

高脂肪なうえに、塩分も多いので、体重増や高血圧が心配な妊婦さんは特に控えましょう。

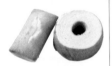

焼き菓子

必要な栄養素が含まれません。トランス脂肪酸（体によくない油脂）も心配なので、控えめに。

菓子パン

糖質が多く、たんぱく質やビタミン・ミネラルが大幅に不足！ 食事を菓子パンですませてはダメ。

コーヒー

妊娠中のカフェイン摂取量は1日200mgが目安です。コーヒーなら1日1杯程度にしましょう。

紅茶

紅茶に含まれるカフェインは、1杯あたり約60mg。1日2〜3杯にとどめましょう。

緑茶

煎茶に含まれるカフェインは、1杯あたり約40mg。番茶や玄米茶のほうが少なめです。

加糖飲料

高果糖液糖などの甘味料をとりすぎると、胎児の発育に影響することも。甘い飲み物は控えて。

乳脂肪の多いアイスクリーム

高カロリー・高脂肪なので食べすぎはNG。妊娠中は氷菓（かき氷やシャーベット）がおすすめ。

インスタントスープ

塩分や食品添加物が多いので要注意。スープを残す、粉末スープの量を減らすなどの工夫を。

妊娠中はダメ！

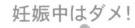
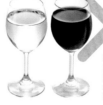

アルコール類

妊娠中にアルコールを大量に摂取すると、胎児の脳に深刻な影響を及ぼすおそれがあります。妊娠中は禁酒を守って！

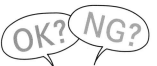

妊娠中に食べていいもの 悪いもの

妊娠中に食べていいのか気になる食材と、食べ方のポイントを紹介。
「これって大丈夫?」と迷ったときの参考にしてください。

これらはふつうに食べて OK

妊娠前と同じように適量を食べる・飲むぶんには、問題ありません。
必要な栄養をとるため、これらの食材をじょうずに活用しましょう。

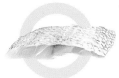

白身魚
たい、たら、ひらめ、かれいなどの白身魚は、良質なたんぱく質が豊富。脂肪が少なく、おすすめ食材です。

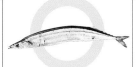

青背魚
さば、さんま、いわしなどの青背魚は、脳をつくるDHAやEPAが魚の中でも豊富。積極的にとり入れて。

ツナ缶
まぐろやかつおを手軽に食べられるツナ缶は、とても便利。通常の料理に使う量なら、水銀も問題なし。

冷凍食品
（シーフードミックスなど）
下ごしらえずみの食材は、時短調理に活躍。調理ずみのおかずは、塩分や食品添加物が多いので注意。

ピリ辛料理
適度な辛みは、食欲増進になるのでかまいません。メニューによっては塩分や脂肪分に注意が必要です。

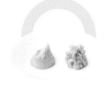

からし・わさび
妊娠前に食べていた量を食べるぶんには問題なし。カレー粉やラー油、豆板醤などの調味料も同様です。

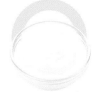

プレーンヨーグルト
腸内の善玉菌をふやし、腸内環境をととのえてくれます。カルシウム＆たんぱく質補給にもぴったり。

プロセスチーズ
加熱殺菌してあるプロセスチーズは、そのまま食べて問題ありません。1日に1切れ程度を目安にして。

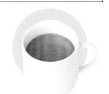

ココア
植物性ポリフェノールが豊富。豆乳で割れば栄養チャージも◎。カフェインも含むので1日3杯までに。

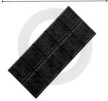

ダークチョコレート
ココアと同様、植物性ポリフェノールが短鎖脂肪酸の材料になって、肥満を防いでくれます。

豆乳
大豆の栄養分を、飲んで補給。調製タイプは血糖値の上昇につながるので、できるだけ無調整を選んで。

麦茶・そば茶
カフェインが含まれていないため、妊婦さんも安心して飲めます。煮出してポットに入れておくと便利。

はちみつ
ボツリヌス菌が混入していることがありますが、胃酸により殺菌されるので、母体にも胎児にも影響なし。

オリゴ糖
腸内の善玉菌をふやします。プレーンヨーグルトやピュアココアを選んで、オリゴ糖で甘みをつけると◎。

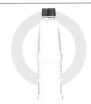

みりん
みりんや酒は、加熱してアルコール分をとばせば問題ありません。ふつうに料理に使ってかまいません。

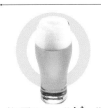

ノンアルコールビール
アルコールを完全に含まない、アルコール0.00％のものなら飲んでもOK。表示をよく確認して。

骨をつくる → カルシウム

妊婦の推奨摂取量
1日
650mg

妊娠中から授乳期にかけて、ママから大量のカルシウムが赤ちゃんに供給されます。
骨密度が低下しないように、乳製品や小魚、青菜、乾物などを食事にとり入れましょう。

 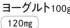

- ヨーグルト100g **120mg**
- プロセスチーズ 1枚(17g) **107mg**
- 煮干し10g **220mg**
- ひじき3g **42mg**
- 小松菜60g **102mg**
- 高野どうふ 1個(20g) **132mg**

＋

日光浴もたいせつ！
カルシウムを骨に定着させるビタミンDは、紫外線に当たることで体内で合成されます。1日10〜30分の日光浴を心がけて。

ビタミンDもいっしょに食べよう！
ビタミンDは魚やきのこに豊富です。日中にあまり外出しない人や、日ざしが弱い冬の期間は、食べ物からの補給も意識して。

魚
きのこ

血液をつくる → ヘム鉄

妊婦の推奨摂取量
1日
9〜16 mg

鉄の推奨量は初期・授乳期9mg、中期・後期16mgと、中期以降にグンとふえます。
吸収率の高い動物性の「ヘム鉄」をとれば、効率よく鉄を補給できます。

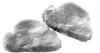

- 牛もも赤身肉80g **2.2mg**
- 豚ヒレ肉80g **1.0mg**
- まぐろ80g **0.9mg**
- あさり8個(可食部30g) **1.1mg**
- 卵1個 **0.9mg**

＋

葉酸も不足させないで！
鉄欠乏性貧血だけでなく、葉酸やビタミンB₁₂不足も貧血の原因に。特に葉酸は胎児の成長に不可欠です。緑の野菜も積極的に。

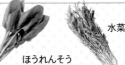
水菜
ブロッコリー
ほうれんそう

筋肉をつくる → たんぱく質

妊婦の推奨摂取量
1日
50〜70g

たんぱく質の推奨量は初期50g、中期55g、後期70g。肉、魚、卵、大豆製品、乳製品は
必須アミノ酸バランスにすぐれた良質なたんぱく源です。これらを毎日食べましょう。

- 豚もも肉80g **16.4g**
- 鶏胸肉80g **15.6g**
- 白身魚(たら)80g **14.1g**
- 木綿どうふ1/3丁 (100g) **6.6g**
- プロセスチーズ1枚 (17g) **3.9g**
- 卵1個 **6.2g**

＋

たんぱく質をON！
右の食材は、一度に食べる量は少ないですが、良質なたんぱく源。とうふにかつお節、ごはんにたらこなどをONして栄養価を高めて。

のり
桜えび
たらこ
かつお節
豆

栄養たっぷり&赤ちゃんスクスク**263**レシピ

これが最新！
妊娠中の食事

監修　予防医療・栄養コンサルタント **細川モモ**（ラブテリ トーキョー＆ニューヨーク）

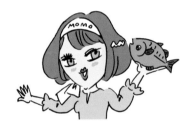

主婦の友社

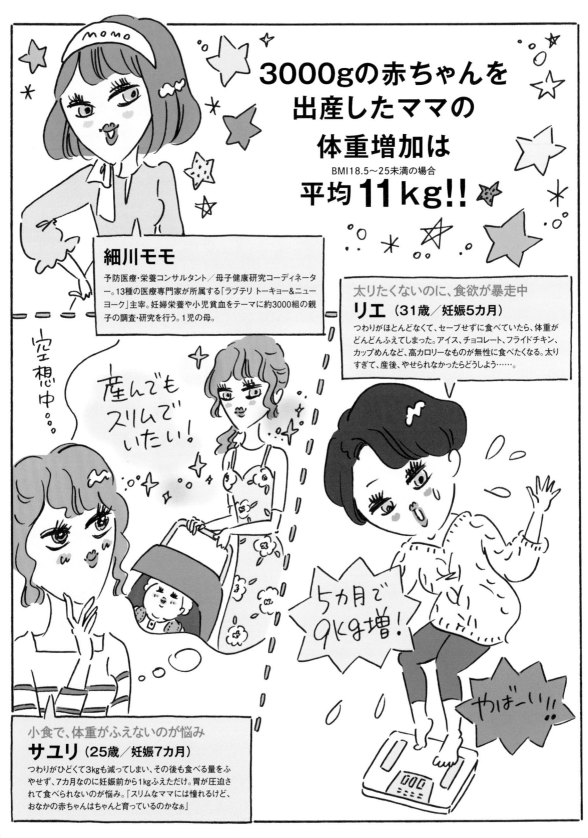

3000gの赤ちゃんを出産したママの体重増加は

BMI18.5〜25未満の場合

平均11kg!!

細川モモ

予防医療・栄養コンサルタント／母子健康研究コーディネーター。13種の医療専門家が所属する「ラブテリ トーキョー&ニューヨーク」主宰。妊婦栄養や小児貧血をテーマに約3000組の親子の調査・研究を行う。1児の母。

空想中…。

産んでもスリムでいたい!

太りたくないのに、食欲が暴走中
リエ（31歳／妊娠5カ月）

つわりがほとんどなくて、セーブせずに食べていたら、体重がどんどんふえてしまった。アイス、チョコレート、フライドチキン、カップめんなど、高カロリーなものが無性に食べたくなる。太りすぎて、産後、やせられなかったらどうしよう……。

5カ月で9kg増!

やばーい!!

小食で、体重がふえないのが悩み
サユリ（25歳／妊娠7カ月）

つわりがひどくて3kgも減ってしまい、その後も食べる量をふやせず、7カ月なのに妊娠前から1kgふえただけ。胃が圧迫されて食べられないのが悩み。「スリムなママには憧れるけど、おなかの赤ちゃんはちゃんと育っているのかなぁ」

BMIを計算しよう

BMIって？
ボディ・マス・インデックス（Body Mass Index）の略。下の計算式から算出される体格指数のこと。WHO（世界保健機関）で発表された、肥満度をはかるための国際的な指標です。

妊娠前の体重		身長		身長		BMI
kg	÷	m	÷	m	=	

たとえば50kgで158cmなら
50÷1.58÷1.58＝BMI 20

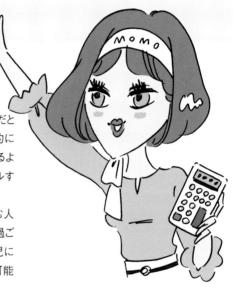

ママの体重増加は、赤ちゃんの出生体重に大きく影響します

　少し前まで、日本では「小さく産んで大きく育てる」のが理想的だといわれてきました。でも最近は、「出生体重が少なすぎると将来的に生活習慣病になりやすい」ことが世界各国の研究から報告されるようになり、妊娠時の体格（BMI）によって体重の増加をコントロールするように変わってきています。

　日本ではダイエット志向が強く、妊娠中でも太りたくないと望む人が少なくないのですが、出生体重は赤ちゃんが健やかな一生を過ごすためにたいせつな数値です。ママがやせすぎだと低出生体重児になる、太りすぎだと妊娠糖尿病になって巨大児になる、といった可能性もあります。適切な体重増加を目ざしましょう。

やせ
18.5未満
BMI18.5未満の人はやせぎみ。やせ型だと妊娠しても体重が思うようにふえず、低出生体重児が生まれやすい傾向があります。必要な栄養をしっかりとり、体重増加できるようがんばりましょう。

妊娠中の体重増加は
＋9〜12kg

標準
18.5〜25未満
医学的に最も病気になりにくい数値が「22」です。太りたくないからといって食事量を減らしたり、食欲にまかせて食べすぎたりしないよう、ゆるやかに体重をふやしてください。

妊娠中の体重増加は
＋7〜12kg

肥満
25以上
BMI25以上が肥満、BMI30以上が高度肥満です。太りすぎは妊娠高血圧症候群や、妊娠糖尿病が心配なうえ、お産そのものが難産になる可能性も。ヘルシーな食事で体重を管理しましょう。

妊娠中の体重増加は
およそ＋5kg
（個別対応）

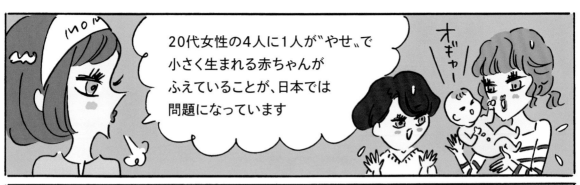

20代女性の4人に1人が"やせ"で
小さく生まれる赤ちゃんが
ふえていることが、日本では
問題になっています

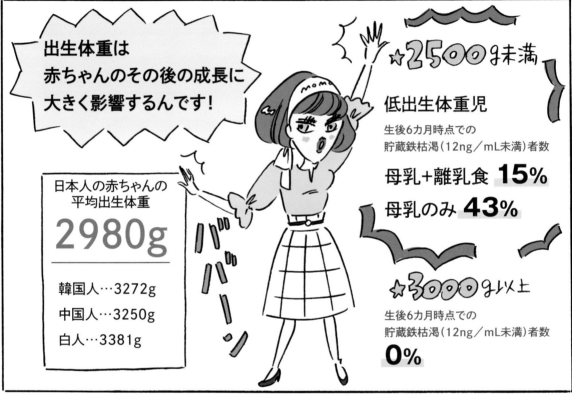

出生体重は
赤ちゃんのその後の成長に
大きく影響するんです！

日本人の赤ちゃんの
平均出生体重

2980g

韓国人…3272g
中国人…3250g
白人…3381g

☆2500g未満

低出生体重児

生後6カ月時点での
貯蔵鉄枯渇（12ng／mL未満）者数

母乳+離乳食 **15%**

母乳のみ **43%**

☆3000g以上

生後6カ月時点での
貯蔵鉄枯渇（12ng／mL未満）者数

0%

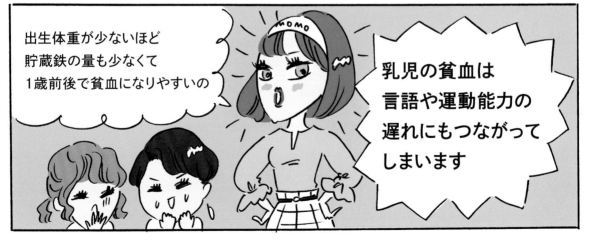

出生体重が少ないほど
貯蔵鉄の量も少なくて
1歳前後で貧血になりやすいの

乳児の貧血は
言語や運動能力の
遅れにもつながって
しまいます

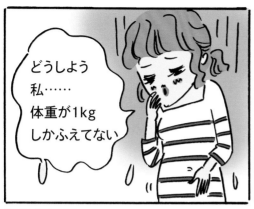

どうしよう
私……
体重が1kg
しかふえてない

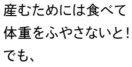
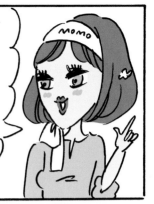

産むためには食べて
体重をふやさないと!
でも、
**太ればいいわけ
ではないの!**

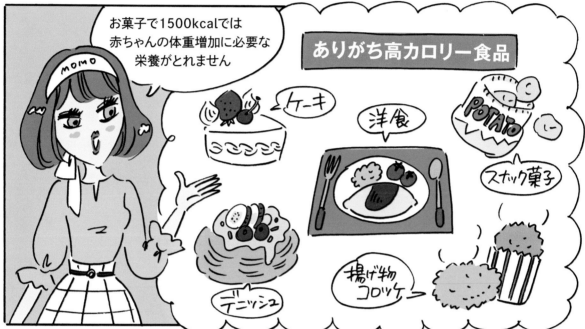

お菓子で1500kcalでは
赤ちゃんの体重増加に必要な
栄養がとれません

ありがち高カロリー食品

ケーキ

洋食

POTATO

スナック菓子

デニッシュ

揚げ物
コロッケ

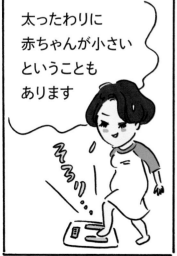

太ったわりに
赤ちゃんが小さい
ということも
あります

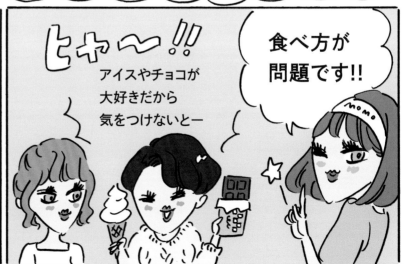

ヒヤ～!!

アイスやチョコが
大好きだから
気をつけないと―

食べ方が
問題です!!

おなかの赤ちゃんに
栄養を届ける食べ方へ

皆さんもサユリさんやリエさんのように、
「産後もスリムでいたい」と思いますか?

妊娠中の体重増加は、赤ちゃんの出生体重に影響します。
ママがちゃんと体重をふやさないと、
おなかの赤ちゃんは大きくなれません!

出生体重は、赤ちゃんの栄養状態の指標になるもの。
「2500g以上なら、問題ないのでは?」
と思うかもしれませんが、赤ちゃんにとっては
3000gを目標に産んであげると
健康上のメリットが多いことがわかってきています。

UNICEF(国連児童基金)は、
胎児期から2歳になるまでの「人生最初の1000日」が
脳を健全に発育させ、その後の成長の基礎を築くために
最も重要な期間だと訴えています。
そのために最も重要なのは
「赤ちゃん(脳)が栄養に満たされること」だとも……。

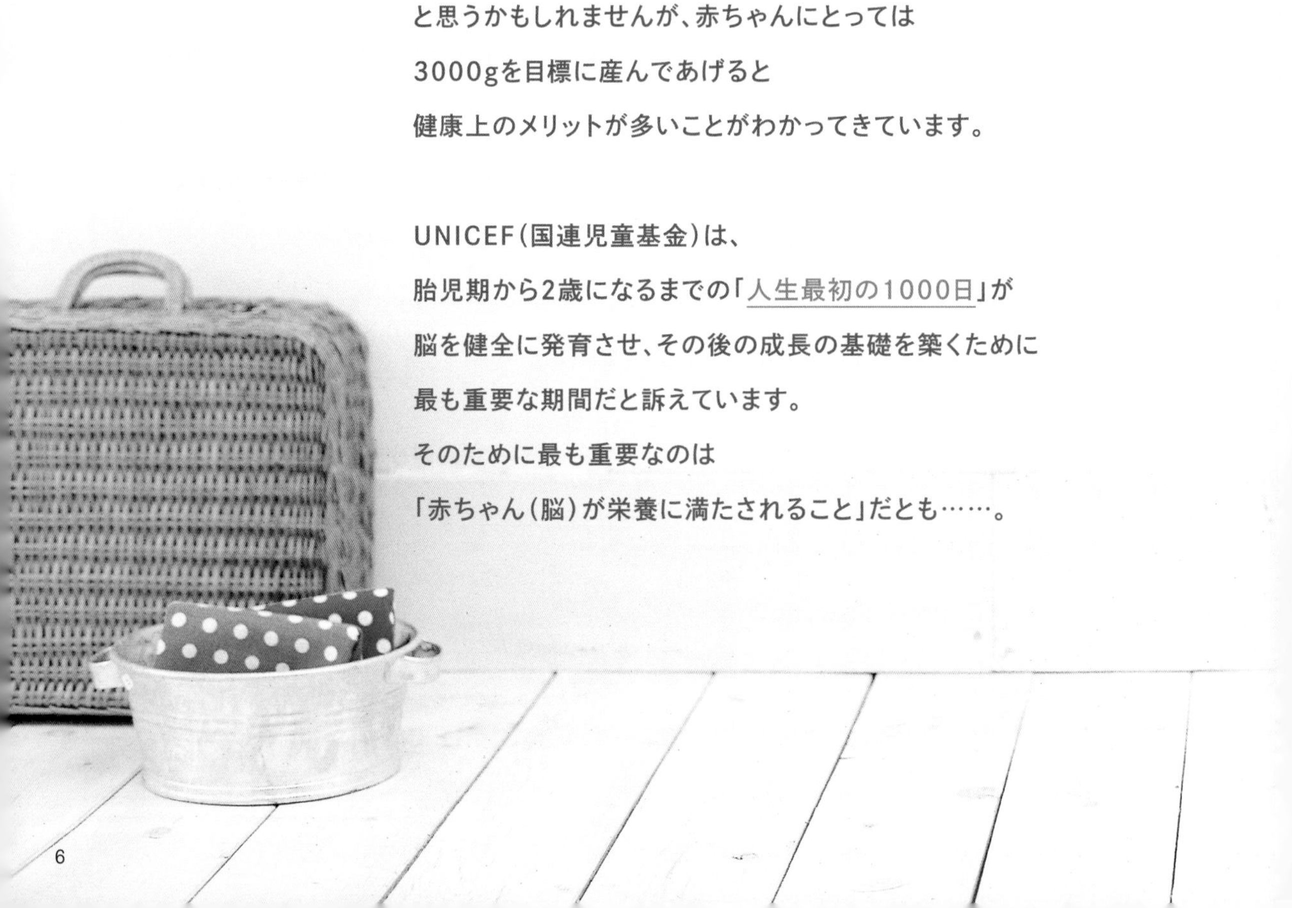

忙しい妊婦さんも多いと思いますが、
朝食はパンとコーヒー、昼食はコンビニおにぎり、
甘いお菓子がやめられない、夕食は糖質オフ……
そんな食生活では、栄養は足りません。

食べることは、育むこと。
空腹を満たすだけではなく、おなかの赤ちゃんのために
「どうやって必要な栄養をとるか」を
考えることがたいせつです。
正しい食べ方をしていれば、
産後は授乳によって、自然に体重が落ちていきます。
だから、安心して！

栄養のことはよくわからない、料理は苦手、
という妊婦さんも、大丈夫。
何をどう食べればいいのか、
この本が皆さんをサポートします。

さぁ、きょうから、しっかり食べて！
ちゃんと栄養をとりましょう!!

予防医療・栄養コンサルタント
細川モモ

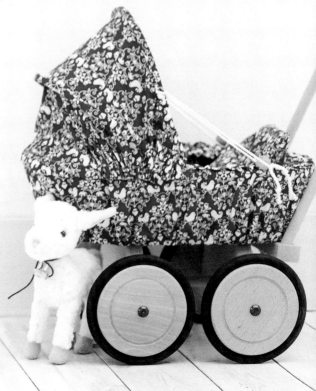

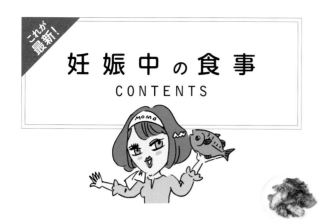

妊娠中の食事

CONTENTS

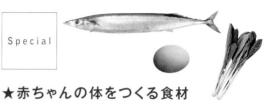

Special

★赤ちゃんの体をつくる食材
★妊娠中に食べていいもの悪いもの

PART 1
マンガでわかる
妊娠中の栄養と正しい食べ方　11

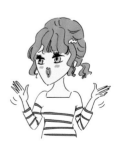

この本の使い方

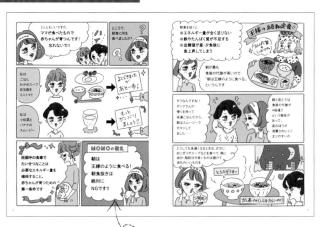

PART 1

おなかの赤ちゃんに
栄養を届けたい!

日本人女性に足りていない栄養素や、妊娠中に守りたい食べ方などをマンガで見せます。

献立やセットで提案!

食生活の大事なことがマンガでわかる!

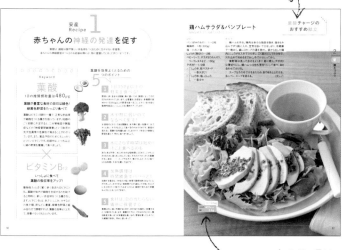

エネルギー量や塩分量がわかる!

PART 2

おいしい＆簡単な
安産レシピが満載!

「貧血を予防するために鉄をとりたい」「便秘を解消するために食物繊維をとらなくっちゃ」など、不快症状を改善するカギとなる栄養素を含むレシピを、テーマごとに掲載しています。

悩んでいるのは私だけじゃなかった!

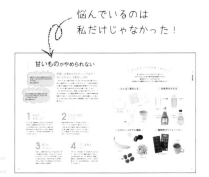

PART 3

妊娠中に
ありがちな悩みを解決

妊娠誌『Pre-mo（プレモ）』のアンケート調査でわかった、妊婦さんにありがちな食事の悩みを5つとり上げ、解決策を提案しています。

決まりごと

＊特に記載のないかぎり、材料は2人分です。
＊栄養価は1人分の計算です。
＊小さじ1＝5㎖、大さじ1＝15㎖、1カップ＝200㎖です。
＊野菜や果物は洗う作業をすませてからの手順を説明しています。皮をむく、根を切り落とす、へたをとるなどの記述を省略している場合もあります。
＊作り方の火かげんは、特に表記のないときは「中火」で調理してください。
＊電子レンジの加熱時間は600Wを基準にしています。500Wの場合は1.2倍にしてください。
＊電子レンジ、オーブントースターなどの加熱時間は目安です。機種によって異なる場合があるので、様子を見てかげんしてください。
＊つけ合わせにする野菜や好みで使用するものは、材料から省略していることがあります。

PART

1

マンガでわかる
妊娠中の栄養と
正しい食べ方

★

「出生体重が成長に影響する」とはいうけれど、

鉄、DHA、カルシウム、ビタミンD……

何を食べればいい?

必要な栄養を正しく、効率よくとるために知っておきたい

最新情報がマンガでわかります。

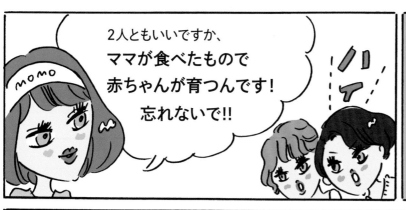

2人ともいいですか、
ママが食べたもので
赤ちゃんが育つんです!
忘れないで!!

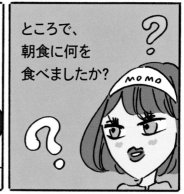

ところで、
朝食に何を
食べましたか?

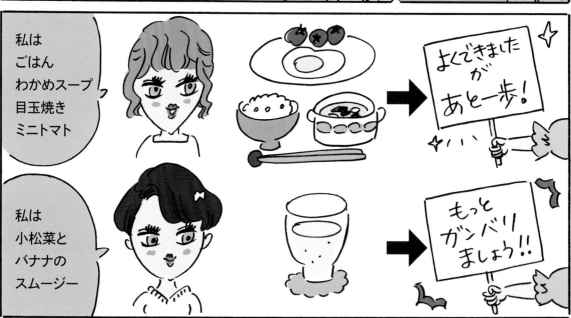

私は
ごはん
わかめスープ
目玉焼き
ミニトマト

よくできました
が
あと一歩!

私は
小松菜と
バナナの
スムージー

もっと
ガンバリ
ましょう!!

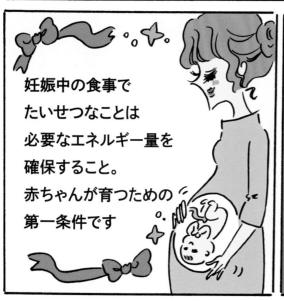

妊娠中の食事で
たいせつなことは
必要なエネルギー量を
確保すること。
赤ちゃんが育つための
第一条件です

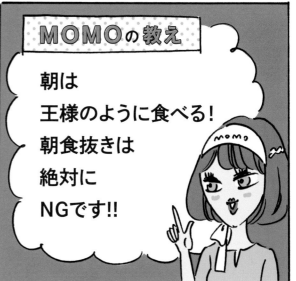

MOMOの教え

朝は
王様のように食べる!
朝食抜きは
絶対に
NGです!!

朝食を抜くと
● エネルギー量が全く足りない
● 鉄やたんぱく質が不足する
● 血糖値が昼・夕食後に
　急上昇してしまう

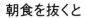
王様の 純和定食 ◇

たんぱく質
も
しっかりね

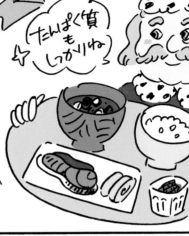

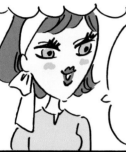

朝が最も
食後の代謝が高いので
〝朝は王様のように食べる〟
というんです

そうなんですね！
ダンナさんの
帰りを待って
夜遅ごはんだから、
朝はスムージーで
ガマンして
ました……

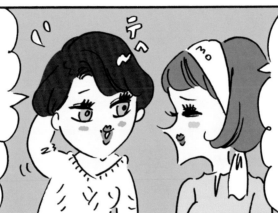

朝と夜とでは
食後の代謝が
4倍違う
という報告が
あって、
夜のほうが
消費されにくく
太りやすいの

どうしても夜遅くなるときは、夕方に
おにぎりやスープなどを食べて、晩に
油分・脂肪分が多いものは避けて
消化のいいものを

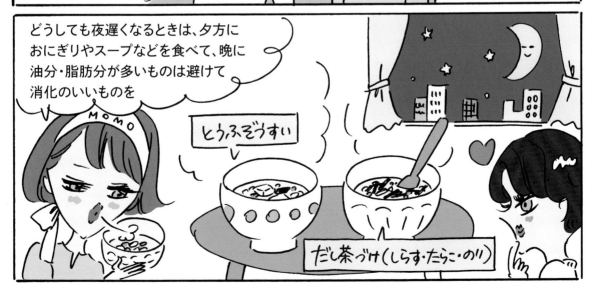

とうふぞうすい

だし茶づけ（しらす・たらこ・のり）

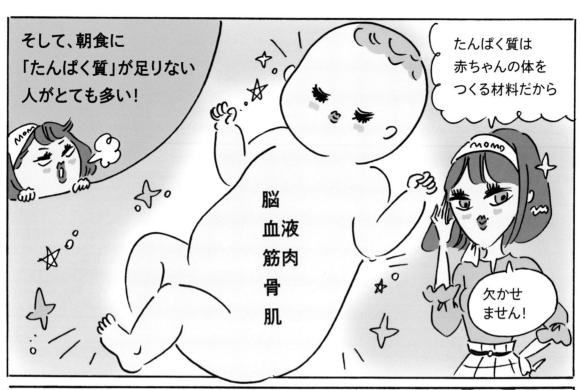

そして、朝食に「たんぱく質」が足りない人がとても多い！

たんぱく質は赤ちゃんの体をつくる材料だから

脳血液筋肉骨肌

欠かせません！

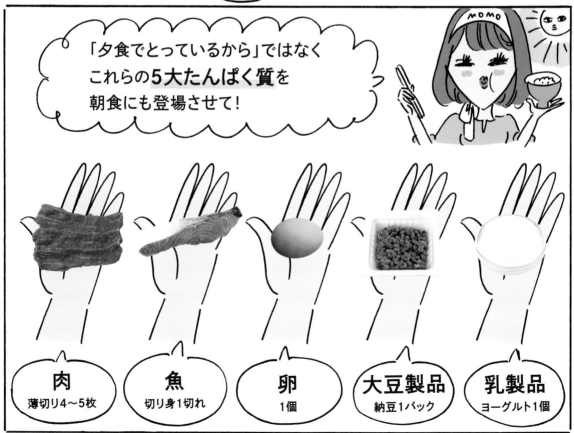

「夕食でとっているから」ではなくこれらの5大たんぱく質を朝食にも登場させて！

肉
薄切り4〜5枚

魚
切り身1切れ

卵
1個

大豆製品
納豆1パック

乳製品
ヨーグルト1個

*肉は、脂身が少なく赤身の多い部位を選びましょう。
*乳製品は、体重増加が気になる場合には低脂肪乳がおすすめです。

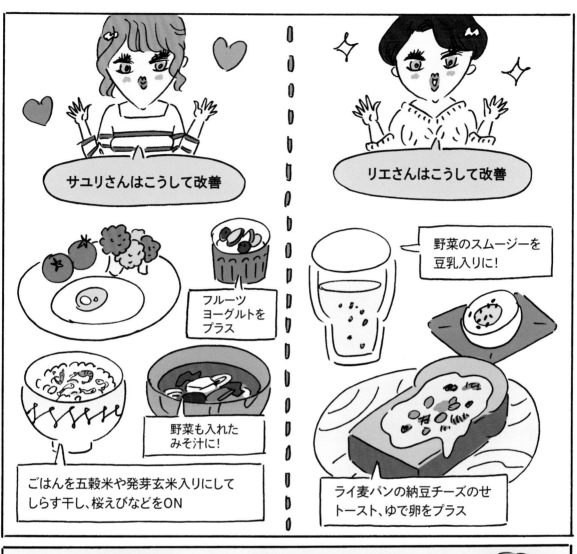

サユリさんはこうして改善

フルーツ
ヨーグルトを
プラス

野菜も入れた
みそ汁に!

ごはんを五穀米や発芽玄米入りにして
しらす干し、桜えびなどをON

リエさんはこうして改善

野菜のスムージーを
豆乳入りに!

ライ麦パンの納豆チーズのせ
トースト、ゆで卵をプラス

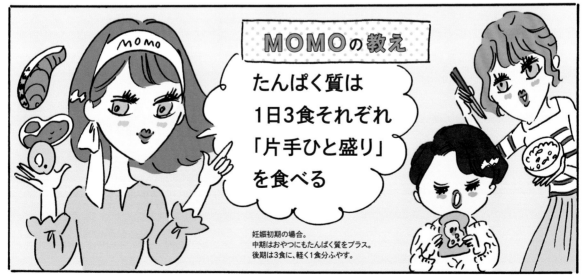

MOMOの教え

たんぱく質は
1日3食それぞれ
「片手ひと盛り」
を食べる

妊娠初期の場合。
中期はおやつにもたんぱく質をプラス。
後期は3食に、軽く1食分ふやす。

栄養と食べ方のポイントを徹底

ごはんがおいしくて増

安定期に入って
食べるのがしあわせ♡

つわりがひどい人は、安定期に入ってから、いつも以上にごはんがおいしく感じられて、食欲に火がついてしまいがち。つわりの時期に減った体重をとり戻そうと、食べすぎてしまう人も。

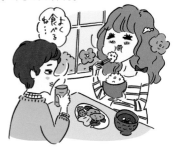

食べづわりで増

食べ物を口にしないと
気持ち悪くて……

食べづわりの人は、ちょこちょこ食べているうちに体重がふえてしまう傾向が。妊娠前と味覚が変わり、高カロリーなジャンクフードばかり食べてしまったという人も。

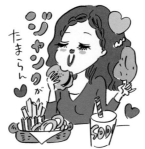

食べすぎ注意!

初期 0〜15週
（妊娠1〜4カ月）

妊娠前よりも
+50
kcal

18〜29歳	2050kcal
30〜49歳	2100kcal

ほうれんそう、ブロッコリーなど葉酸を含む食材をとると、胎児の先天性異常のリスクを低減できます。つわりの時期は、食べられるものを少量ずつ食べましょう。

葉酸をしっかり!

中期

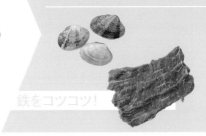

鉄をコツコツ!

つわりで気持ち悪い

ホルモンの分泌のせい!?
急に"におい"が気になって

ごはんが炊けるにおいが不快、気持ち悪い、吐いてしまうなど、初期はつわりで思うように食事がとれず体重が減ってしまう人も。無理せず、食欲の回復を待ちましょう。

食べられなくて困った!

やせすぎには
こんなリスクが!

- ☐ 切迫早産や早産のリスクが高まる
- ☐ 低出生体重児になりやすい
- ☐ 貧血になりやすい
- ☐ 産後うつになりやすい

＊必要エネルギーは身体活動レベル普通の場合。

解説!

妊婦さんは「太りすぎ」も「やせすぎ」もNG！食欲&体重をコントロールしながら、初・中・後期それぞれに強化したい栄養を、しっかりとることを意識しましょう。

急激に太ると こんなリスクが！

- ☐ 妊娠高血圧症候群になりやすい
- ☐ 妊娠糖尿病になりやすい
- ☐ 帝王切開の可能性がある
- ☐ 難産になりやすい

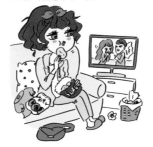

退職をきっかけに増

生活リズムが変わると体重管理も難しくなる？

退職直前は送別会や食事会、退職後は家でダラダラと過ごしてしまうことが原因で、体重がオーバーしがち。生活リズムがくずれないように、注意するべし！

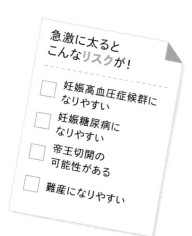

里帰りで増

甘やかされすぎるとのちのち後悔!?

実家の両親に「動かなくていい」「赤ちゃんの分も食べなきゃ」と言われるがままに生活していると、体重はうなぎ上り！妊婦だからといって甘やかされすぎはダメです。

16〜27週
（妊娠5〜7カ月）

妊娠前よりも **+250kcal**

18〜29歳	2250kcal
30〜49歳	2300kcal

いまのうちに牛肉、あさりなどを食べて鉄貯金を。後期になると血液の必要量が増し、貧血になりがち。やせ型の場合は1日3食＋おやつをしっかり食べて！

後期 28〜39週
（妊娠8〜10カ月）

妊娠前よりも **+450kcal**

18〜29歳	2450kcal
30〜49歳	2500kcal

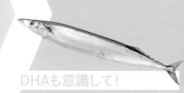

DHAも意識して！

赤ちゃんの脳が急成長する時期。ぶり、さば、さんまなど、青背の魚には脳の主成分になるDHAが多いのでぜひ。1日の食事量は"軽く1食分"をふやします。

多忙&小食で太れない

働くなら、いまでしょ！ゆっくり食べていられない

働く女性は安定期に仕事をがんばってしまいがち。もともと食が細いのに、妊婦だからと急に量を食べられないし、調理する時間もないし……、太れないという人も。

胃が圧迫されて食欲減

おなかが大きくなると量を食べられなくて

小柄で細身の妊婦さんに多い、「量を食べられない」という悩み。そうはいっても赤ちゃんは栄養を必要としています。4〜5食に分けてOKなので、コツコツ食べて栄養補給を！

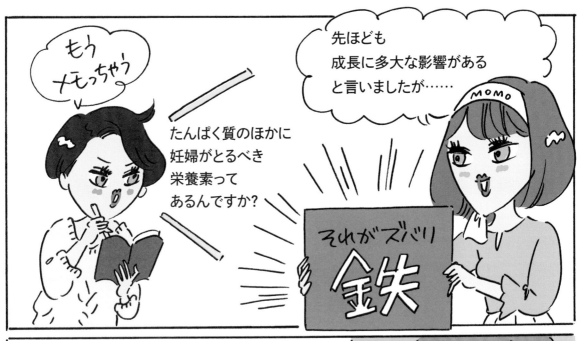

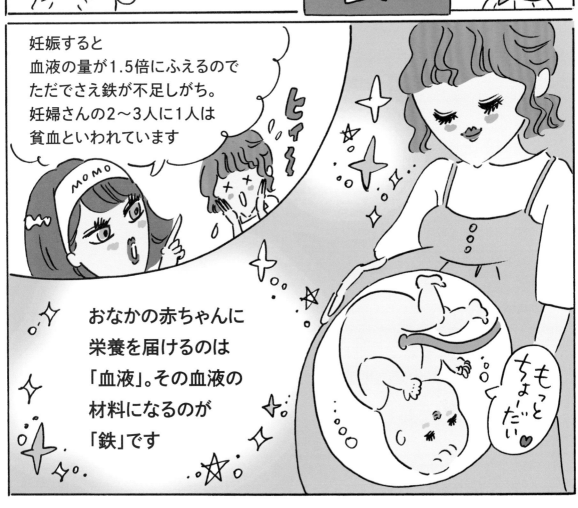

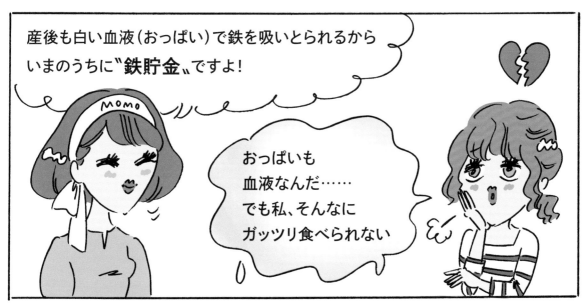

産後も白い血液（おっぱい）で鉄を吸いとられるから
いまのうちに〝鉄貯金〟ですよ！

おっぱいも
血液なんだ……
でも私、そんなに
ガッツリ食べられない

小食の人は回数を分けて
1日4食でも5食でも
いいんです

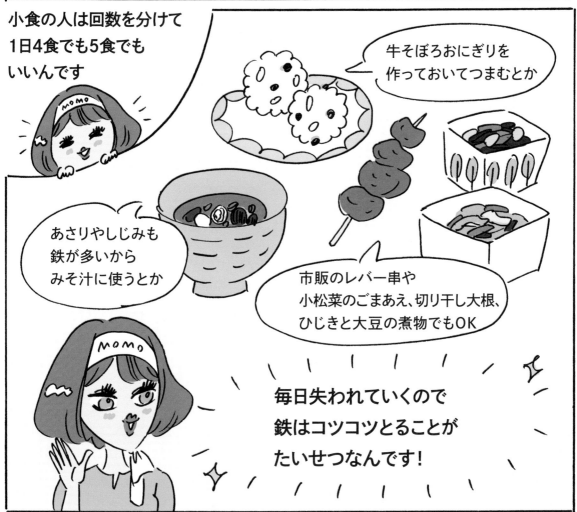

牛そぼろおにぎりを
作っておいてつまむとか

あさりやしじみも
鉄が多いから
みそ汁に使うとか

市販のレバー串や
小松菜のごまあえ、切り干し大根、
ひじきと大豆の煮物でもOK

毎日失われていくので
鉄はコツコツとることが
たいせつなんです！

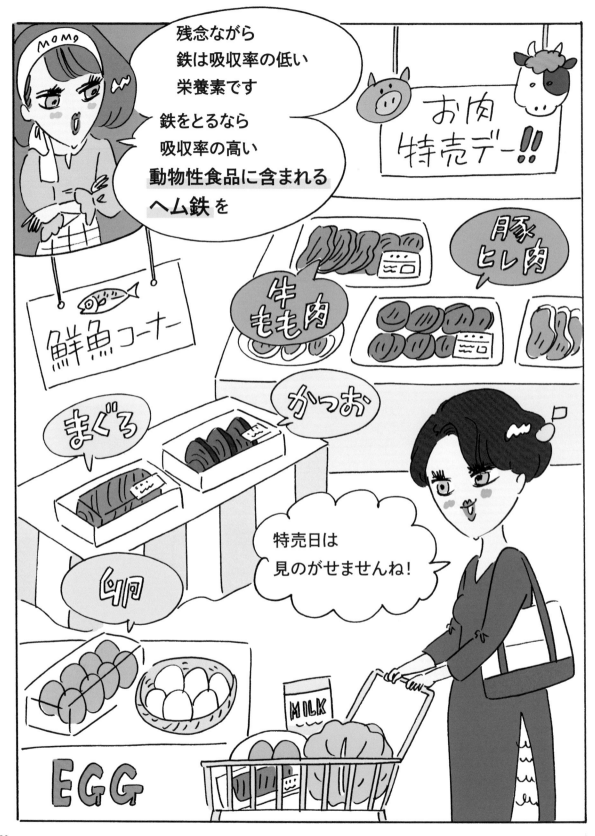

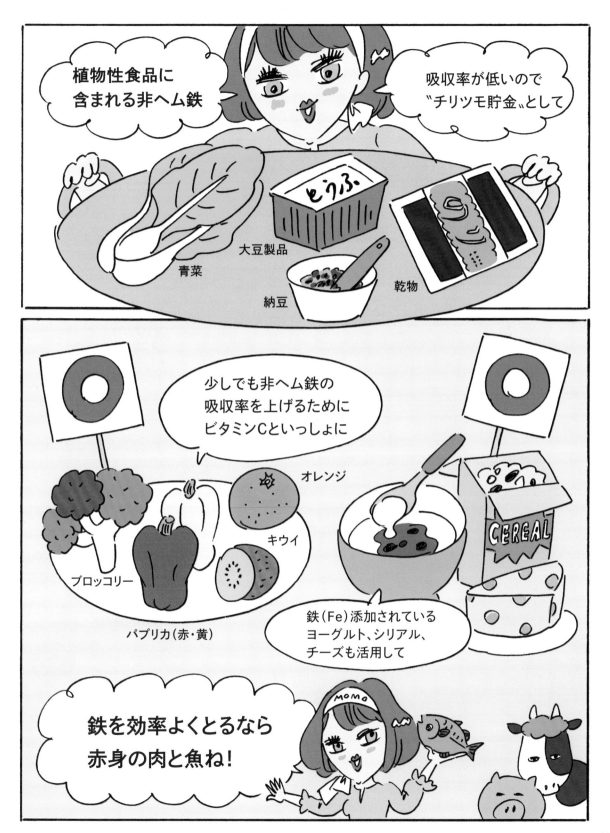

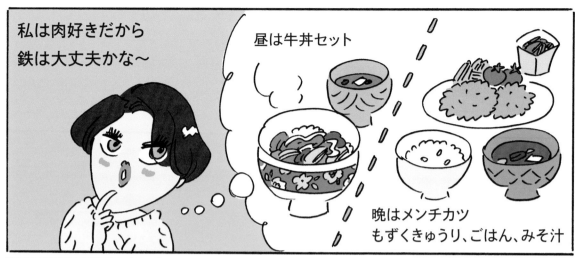

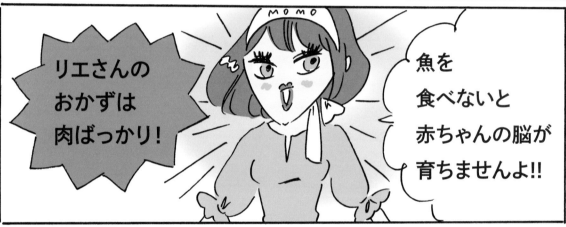

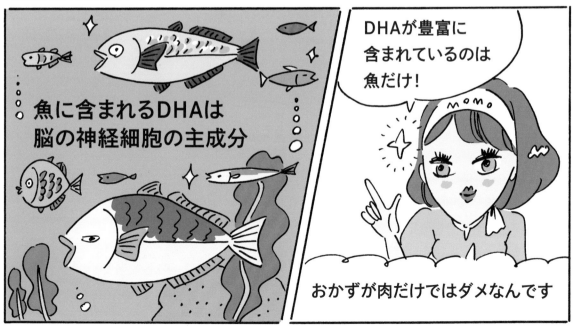

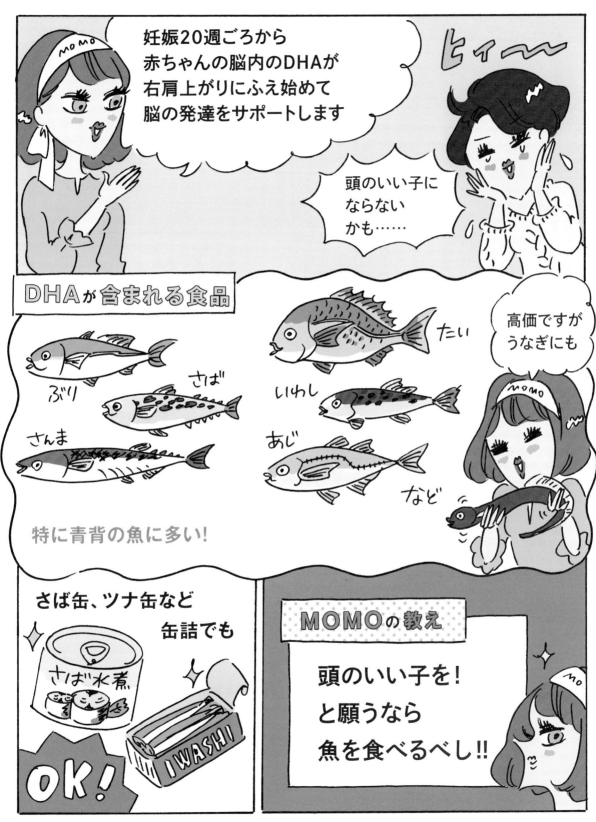

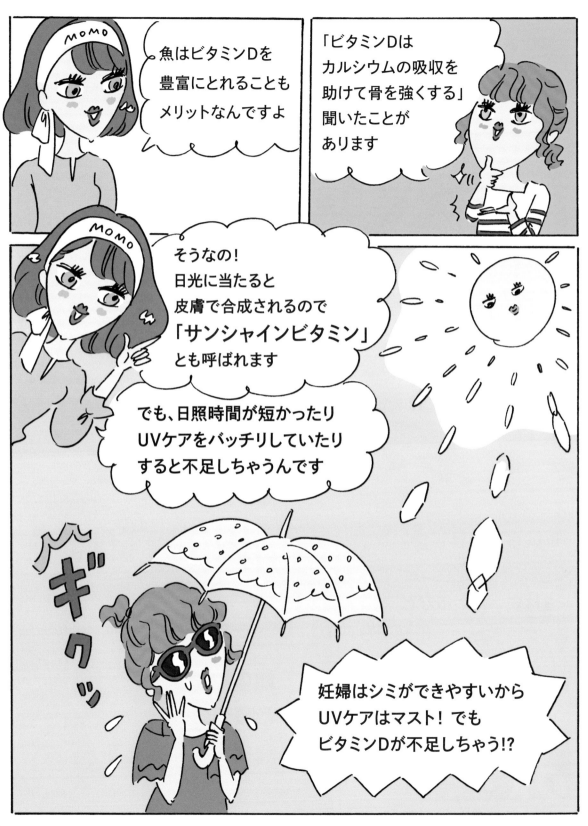

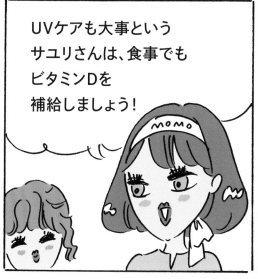

UVケアも大事という
サユリさんは、食事でも
ビタミンDを
補給しましょう!

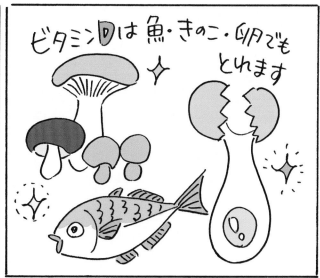

ビタミンDは魚・きのこ・卵でもとれます

産後も、完全母乳だと
ママの骨密度は
ぐーんと下がります

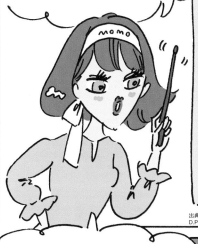

妊娠前〜産後の腰椎骨密度変化（妊娠前との比較）

骨密度変化％
（／妊娠前）

完全母乳

混合
※有意差なし

0
-1.5
-3
-4.5
-6

妊娠前　　出産直後　　産後3カ月　　産後1年

妊娠中期に900mg／日
のカルシウムを摂取し
ていた妊婦は骨密度
減少が少なくてすむ。

授乳中は骨へのカルシウムの吸
収が促進されるため、骨強化の
チャンス！たんぱく質とカルシウ
ムを意識しよう。

出典:Recovery of pregnancy mediated bone loss during lactation
D.Pearson,a M.Kaur.b P. San,b N. Lawson,c P. Baker.d.I and D.Hoskingb,*Bone 34(2004)570-578

栄養が足りないと
V字回復できずに
腰椎を圧迫骨折する
ママだっているんです

MOMOの教え

骨密度をV字回復させるには
カルシウムとビタミンDを
セットで!

妊婦さん6人の2日分メニューを

マイコさん（25歳）

妊娠7カ月／BMI 20.3／妊娠前から+1kg

妊娠2カ月から1カ月間はつわりがひどく、2kg減。そのあとも量を食べられず、小分けにして時間をかけて食べています。子どものころは嫌いだった和食が、好きになってきました。

1日目

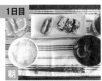
朝
- ●ソーセージ
- ●青菜入り卵焼き
- ●ごはん
- ●わかめのみそ汁
- ●オレンジ

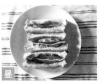
昼
- ●トマト・レタス・ハムのサンドイッチ

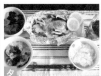
夕
- ●鮭のホイル焼き
- ●厚揚げと青菜の煮物
- ●ごはん
- ●卵わかめスープ

2日目

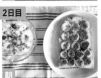
朝
- ●バナナトースト
- ●ヨーグルトとグラノーラ

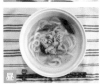
昼
- ●鶏肉とねぎのうどん

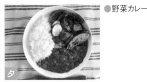
夕
- ●野菜カレー

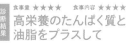

診断結果　食事量★★★★　食事内容★★★★

高栄養のたんぱく質と油脂をプラスして

魚、青菜、大豆製品、果物など、食材が豊富ですばらしい！ 和食の献立も◎。体重はつわりで減った分を考えると+3kgで、赤ちゃんが順調なら大丈夫。ただ、産後は授乳が控えているので、体脂肪を蓄えてほしいです。チーズ、豆乳、ナッツ、亜麻仁油など、高栄養のたんぱく質と良質の油脂をプラスしてみて。

ユウさん（31歳）

妊娠7カ月／BMI 19.2／妊娠前から+9kg

食欲がものすごくあって、あまり好きではなかったお肉もいまは大好き。朝食は超簡単になってしまい、上の子と早めに夕食を食べて寝かしつけたあと、ゆっくり夜食をとるのが楽しみ！

1日目

朝
- ●バナナ・パイン・牛乳スムージー

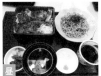
昼
- ●牛重・そばセット
- ●おやつにショートケーキ

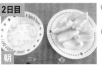
夕
- ●コロッケ　●鮭ハラス
- ●納豆　●もずく酢
- ●じゃがバター　●ごはん
- ●漬け物（きゅうり、新しょうが）
- ●夜食にチョコ、アイス、ルイボスティー

2日目

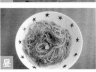
朝
- ●ヨーグルトはちみつがけ
- ●桃

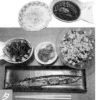
昼
- ●トマトガーリックパスタ

夕
- ●しらすごはん
- ●いわししょうが煮（17:30）
- ●カップラーメン（20:30）
- ●さんま
- ●コーンサラダ
- ●梅きゅうり
- ●キムチ（22:30）

診断結果　食事量★★★　食事内容★★★★

夕食を軽くして、朝食にガッツリたんぱく質を

7カ月で体重9kg増は、悪くないペース。ただ、朝昼夕のバランスは問題です。たんぱく質は赤ちゃんの発育や、ママの美しさを保つために、瞬間瞬間で使われているので、1日3食で分割して食べてほしいです。できれば夜は量を控えて、そのぶん朝におなかをすかせ、納豆ごはんでも牛丼でも、ガッツリ食べましょう！

ノリコさん（31歳）

妊娠7カ月／BMI 25.1／妊娠前から+4.8kg

週末は外食が多くなり、平日も外でランチすることがあります。外では洋食が、自宅では和食メニューが多いです。最近はむくみが気になるのですが、食事で注意することはあるでしょうか。

1日目

朝
- ●トマトときゅうりとセロリの塩こうじあえ
- ●野菜キムチスープ
- ●甘こうじ
- ●プラム

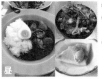
昼
- ●野菜カレー
- ●クレソンとミニトマトのサラダ
- ●おやつにオレンジのクレープ、紅茶

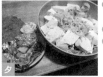
夕
- ●水菜とレタスととうふのしらすサラダ
- ●ポテトサラダ
- ●コロッケ

2日目

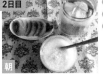
朝
- ●甘こうじ
- ●こぶ茶（紅茶きのこ）
- ●キウイ

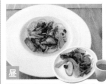
昼
- ●クリームパスタ
- ●野菜ときのこのマリネ
- ●トマトの冷製ポタージュ

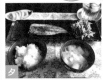
夕
- ●さばの香草焼き
- ●水菜サラダ
- ●玄米入りごはん
- ●とうふと油揚げとねぎのみそ汁
- ●キウイ

診断結果　食事量★★★　食事内容★★★

血糖値の急上昇を防ぐために朝は主食も食べて

朝は主食をしっかりとらないと、昼と夕で血糖値が上昇しやすいので妊娠糖尿病のリスクが高まり、むくみがひどくなることも。エネルギーが足りない分、昼に高カロリーのものを選んでいますね。血糖値の急上昇を抑えるため、野菜やきのこを必ず食べているのはOK。「ベジタブルファースト」で野菜から食べましょう。

診断!

ほかの妊婦さんは朝昼夕に何を食べている? 6人の2日分メニューを公開します。
自分の食生活に近いパターンはあるでしょうか。栄養士さんの改善ポイントを参考に!

ユキコさん（27歳）

妊娠7カ月／BMI 19.2／妊娠前から+5kg

夫がスポーツ選手で、食事は毎日、栄養バランスよく山盛り作っています。ただ、夫と同じものを同じだけ食べて、カロリーをとりすぎないかなぁと心配に。大丈夫でしょうか。

1日目

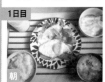
朝
- ハムエッグ
- サラダ
- ごはん
- 野菜のみそ汁
- はちみつヨーグルト
- オレンジジュース

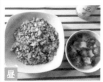
昼
- ひき肉と卵の
  チャーハン
- 野菜スープ
- 桃ジュース

夕
- ハヤシライス
- サラダ
- ゆでとうもろこしと
  ゆでアスパラガス

2日目

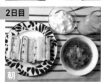
朝
- 卵ときゅうりの
  サンドイッチ
- 野菜スープ
- はちみつヨーグルト
- オレンジジュース

昼
- ハヤシオムライス
- りんごジュース

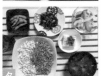
夕
- 二色そぼろ丼
- 野菜のみそ汁
- ひじきの煮物
- サラダ
- 冷ややっこ
- 枝豆

診断結果 食事量 ★★★★★ 食事内容 ★★★★

量はグッド！野菜＆魚を
プラスすればパーフェクト

朝から量をしっかり食べていて、品数も豊富です。けっして食べすぎということはありません。メニューによって野菜が少し足りないときがあるので、前後で調整してください。魚に多く含まれるビタミンDは赤ちゃんの骨や筋肉をつくるのに重要なビタミン。脳をつくる良質の油も含まれています。妊娠後期にはもう少し魚をとり入れて。

モモカさん（27歳）

妊娠8カ月／BMI 17.5／妊娠前から+6kg

立って調理をする時間が長いと、むくみやおなかの張りが気になるので、なるべく作りおきしています。貧血ぎみなので、プルーンやスーパーフードをとり入れて栄養を補っています。

1日目

朝
- トースト
- チアシードと
  プルーン入り
  ヨーグルト
- デカフェコーヒー

昼
- うどん
- 切り干し大根
- トマト
- 麦茶

夕
- とうふと野菜の
  ひき肉いため
- 納豆 ●ごはん
- 野菜とわかめと
  きのこのみそ汁
- 麦茶

2日目

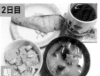
朝
- キヌアの
  炊き込みごはん
- 野菜とわかめと
  きのこのみそ汁
- 焼き鮭
- 麦茶

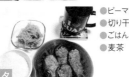
昼
- キヌアの
  炊き込みごはん
- 切り干し大根
- 納豆
- トマト
- 麦茶

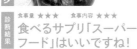
夕
- ピーマンの肉詰め
- 切り干し大根
- ごはん
- 麦茶

診断結果 食事量 ★★★ 食事内容 ★★★

食べるサプリ「スーパー
フード」はいいですね！

キヌアやチアシードなどを上手にとり入れていますね。野菜たっぷりで彩りもきれいです。ただ、赤ちゃんの体をつくる肉、魚、卵といった良質のたんぱく質を、朝昼夕で必ず食べたいところ！特にパンやめん（小麦製品）が主食のときに、たんぱく質を足すことを意識して。ツナ缶や卵を買いおきしておくと役立ちます。

トモミさん（26歳）

妊娠8カ月／BMI 19.4／妊娠前から+7kg

食材の品目を多くして、さまざまな栄養をとるように気をつけています。ただ、甘いお菓子がやめられないことと、妊娠してからも味の濃い料理が好きなので、高血糖や高血圧が心配です。

1日目

朝
- コーヒーバター
  トースト
- ソーセージ
- スクランブルエッグ
- グラノーラ
  ヨーグルト

昼
- おにぎらず（スパム卵・
  じゃがいもきんぴら）
- アンチョビー
  ポテトサラダ
- もずく酢
- お吸い物

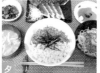
夕
- 二色そぼろ丼
- 納豆おろしそば
- かつおのたたき
- トマトと青菜
- 油揚げのみそ汁

2日目

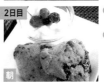
朝
- チョコレート
  スコーン
- ベリーヨーグルト

昼
- 明太子としらすの
  パスタ
- オニオンスープ
- ベビーリーフと
  ポテトのサラダ
- にんじんラペ

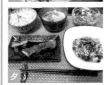
夕
- 金目だいの煮つけ
- 豆苗の卵いため
- トマトと玉ねぎの
  サラダ
- たけのこごはん
- かぶのみそ汁

診断結果 食事量 ★★★★ 食事内容 ★★★★

多品目が使われていて、
栄養チャージは◎

魚料理もとり入れ、彩り豊かで上手に栄養チャージできています。小麦製品がメインのときほど、たんぱく質や、食物繊維の多い野菜、海藻、果物を足すように意識することで、さらにパーフェクトな栄養バランスに。味つけは、だしのうまみやかんきつ類の酸味、しょうがや青じその香りを活用して、薄味にできるといいですね。

赤ちゃんはいま〝この瞬間〟に栄養が必要です!

朝食にも主食・主菜・副菜をそろえて

働く妊婦さんは忙しく、朝食をとらない人が多いです。1日に必要な摂取エネルギー量を確保することは、赤ちゃんが発育するための第一条件。妊娠前の食事にくらべて、妊娠初期で+50kcal(卵1/2個程度)、妊娠中期で+250kcal(おにぎり1個程度)、妊娠後期で+450kcal(軽く1食分)をふやさなければなりません。朝食を抜いている場合ではないのです。

朝食をとっていても、スムージーだけ、パンとコーヒーだけなど、「軽くていい」と考えている人も多いようです。朝食には、主食(ごはん、パン、めんなど)、主菜(卵、肉、魚、大豆製品など)、副菜(野菜)の3つを必ずそろえてください。晩ごはんと同じくらいの量を食べないと、1日に必要な摂取エネルギー量には足りません。

朝からいろいろ作るのが大変なら、ごはんやパンに、納豆、チーズ、しらす干し、鮭フレーク、桜えびなどをのせましょう。野菜はみそ汁やスープに入れると、かさが減ってたくさん食べられます。目玉焼き、スクランブルエッグなどの卵料理も手軽です。余裕があれば、個包装のヨーグルトやフルーツを添えると、さらに充実します!

朝食をしっかりとる朝型の生活リズムは、どのみち子どもが生まれたら必須! 妊娠中から習慣化できると、産後もスムーズです。

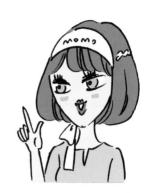

いまのうちから、コツコツ〝鉄貯金〟を!

　血液をつくる鉄、筋肉をつくるたんぱく質、脳をつくるDHA、骨をつくるカルシウム&ビタミンDは、赤ちゃんの成長のために欠かせない栄養素。これらを含む食材をとらないことには、成長をサポートできません。赤ちゃんはいま、おなかの中でこの瞬間にも育っていることを忘れずに!　毎日、必ずとるようにしましょう。

　また、これらの栄養素は、ママにとってもたいせつです。特に気をつけたいのが「鉄」。妊娠24〜32週は貧血のリスクが最も高く、赤ちゃんも成長のために多くの鉄を必要とするため、妊婦さんの2〜3人に1人は貧血といわれています。

　妊娠中は「出産がゴール」と考えがち。でも、すぐに授乳が始まって、白い血液といわれる母乳をあげる生活がスタートします。出産、産後の授乳で、鉄は失われる一方です。血液が不足した状態でおっぱいをあげつづけると、ママは疲れて思考がめぐらなくなり、「産後うつ」になってしまうリスクもあるんです。

　産後の子育ては、体力勝負! いまからしっかり食べて体力をつけ、鉄が豊富な食材でコツコツ〝鉄貯金〟をしておきましょう。

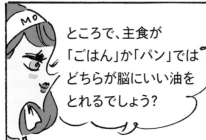

ところで、主食が「ごはん」か「パン」ではどちらが脳にいい油をとれるでしょう？

魚を食べるからやっぱり和食？

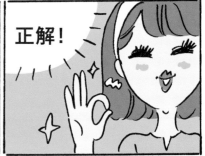

正解！

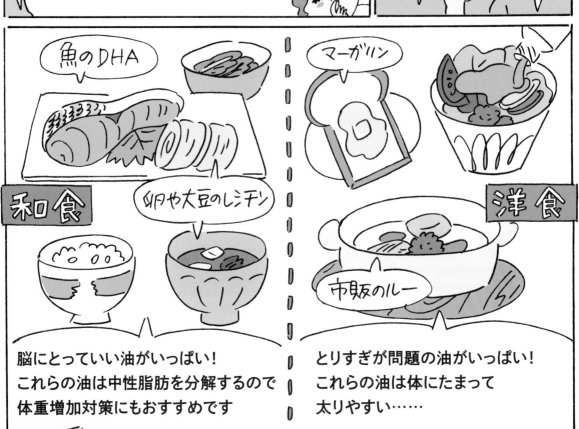

和食

魚のDHA

卵や大豆のレシチン

脳にとっていい油がいっぱい！
これらの油は中性脂肪を分解するので
体重増加対策にもおすすめです

洋食

マーガリン

市販のルー

とりすぎが問題の油がいっぱい！
これらの油は体にたまって
太りやすい……

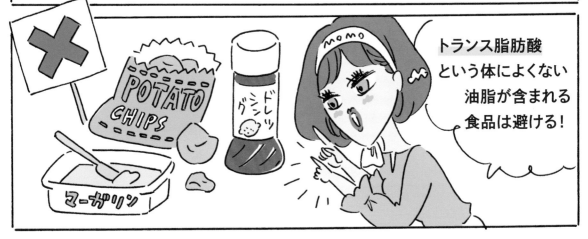

POTATO CHIPS

マーガリン

トランス脂肪酸という体によくない油脂が含まれる食品は避ける！

和食の献立にすると

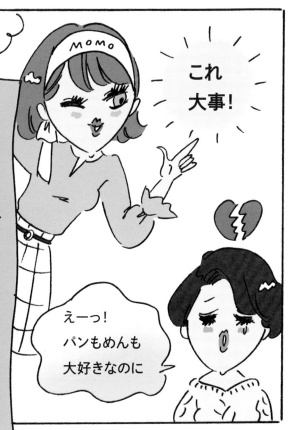

これ
大事！

- 魚、大豆製品、卵のおかずが多くなり、いい油がとれる！

- 野菜、大豆製品、海藻、きのこなど食物繊維と水分をとれて、便通がよくなる！

- 納豆、みそ、かつお節などの発酵食品をとり入れやすく、いい腸内細菌をふやせる！

えーっ！
パンもめんも
大好きなのに

せめて1日1食、
できれば2食は
和食の献立が
目標ね！

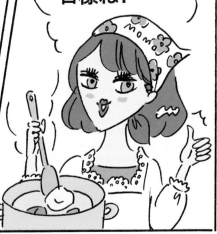

1日1食なら
OK

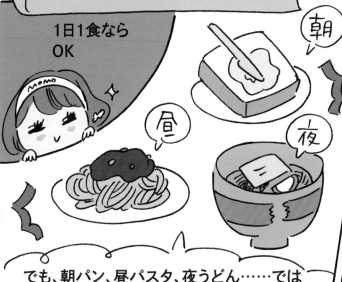

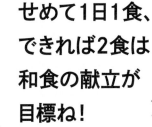

でも、朝パン、昼パスタ、夜うどん……では
小麦製品ばかりでたんぱく質がとれず、
赤ちゃんの脳にいい油も
全くとれなくなってしまう

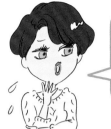

えーっと、
平日のランチは
ほとんど外食なんです……

あきらめないで！
食べ方に気をつければ
栄養がとれるように
改善できます!!

塩分をとりすぎず、ありがちメニューの栄養をアップする

外食の注意点は、塩分・カロリー過多になりやすく、栄養が偏りがちなこと。おにぎりや菓子パン、具の少ないパスタですませると、糖質が中心で、たんぱく質や野菜が圧倒的に不足！ 肉、魚、卵などのたんぱく質を必ずとり、野菜が豊富なメニューを選ぶことを心がけましょう。和食の定食がおすすめですが、コンビニやカフェでも栄養アップはできます。

塩分をとりすぎない外食ルール

汁物、漬け物を食べすぎない

定食で常連のみそ汁、漬け物、つくだ煮はいずれも塩分が多いので、とりすぎに注意を！ みそ汁は具だけを食べて。

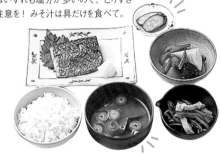

めんのスープは飲まずに残す

中華めんの汁やかけうどんのつゆまで飲むと、1食で1日の塩分目安をオーバーすることに！ 飲まずに残しましょう。

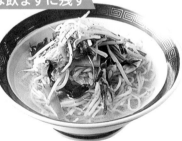

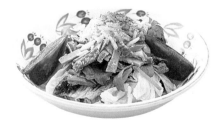

ドレッシングをかけすぎない

サラダのドレッシングはカロリーが高く、塩分が多いので、少量に。ノンオイルタイプでも塩分は多いです。

揚げ物のソースをかけすぎない

同じコロッケ1個でも違う！

ソース大さじ1
塩分1.6g

ソースなし
塩分0.6g

外食の揚げ物は、すでに塩味がしっかりついていることが多く、ソースをかけなくても意外に大丈夫。

栄養をアップする外食ルール

コンビニで

**たんぱく質ゼロ！
赤ちゃんの体が
育ちません**

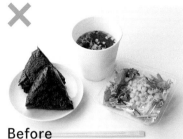

✕ Before

- 白米おにぎり
- はるさめスープ
- 野菜サラダ

おにぎり＋はるさめでは、糖質がメイン。たんぱく質不足では筋肉がつかず、体力の低下や貧血につながります。濃いスープは、飲み干すと塩分過多に。

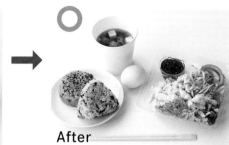

◯ After

- 雑穀米おにぎり
- とうふのみそ汁
- 蒸し鶏のサラダ
- ゆで卵

とうふ、鶏肉、卵でたんぱく質をプラス。みそ汁の汁は残して。雑穀米や赤飯は白米より食物繊維やミネラルが多く、血糖値の上昇もゆるやか。

カフェで

**菓子パンは
高カロリーなのに
栄養はからっぽ**

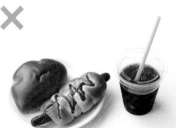

✕ Before

- ソーセージパン
- クリームパン
- コーヒー

菓子パン、調理パンは糖質中心で栄養不足！ ソーセージは塩分が多いので食べすぎに注意。カフェインを含むコーヒーは1日1杯まで。

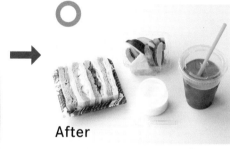

◯ After

- サンドイッチ
- 甘さ控えめココア
- フルーツ
- ヨーグルト

ミックスサンドは低脂質で、たんぱく質を補えます。赤、黄、緑、白、茶と5色がそろって◎。ココアから植物性ポリフェノールがとれます。

イタリアンで

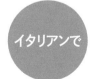

**満腹にはなっても
食べているのは
ほとんど糖質！**

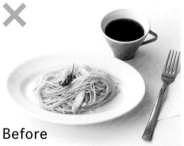

✕ Before

- ペペロンチーノ
- コーヒー

具の少ないパスタでもおなかは満たされますが、たんぱく質やビタミン・ミネラルがゼロに等しく、体に必要な栄養が全く足りません！

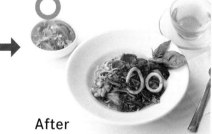

◯ After

- ペスカトーレ
- ミニサラダ
- ハーブティー

トマトソースで抗酸化力の高いリコピンを、魚介でたんぱく質＆鉄を補えます。カフェインは非ヘム鉄の吸収を妨げるため、ハーブティーに。

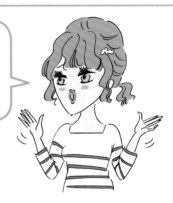

でもー、
仕事から帰ってきて
多品目のごはんは大変だなぁ……

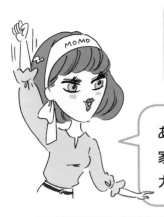

あきらめないで!
家に買いおきできる食材で
カンタンに栄養強化できます!!

栄養をONできる買いおき食材

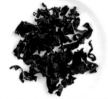

カットわかめ(乾燥)

マグネシウムや
カリウムがたっぷり

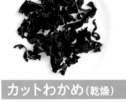

かつお節

DHAの供給源!
アミノ酸もたっぷり

ごま

鉄やカルシウム、
必須脂肪酸が豊富!

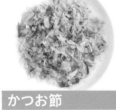

桜えび

断トツのカルシウム
&抗酸化作用も

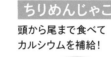

ちりめんじゃこ

頭から尾まで食べて
カルシウムを補給!

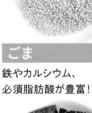

のり

ミネラルの宝庫!
減塩にも役立つ

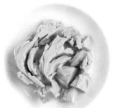

ツナ缶

魚の栄養を手軽に!
油をきって調理を

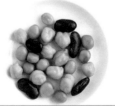

ミックスビーンズ

高たんぱくで
栄養価がすぐれている

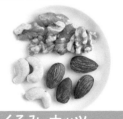

くるみ・ナッツ

α-リノレン酸や
老化を防ぐ成分が!

いつものおかずやドリンクに
いろいろな栄養をONしましょう

　カットわかめ、桜えび、小さくカットしてある高野どうふ、ナッツ、魚の缶詰、ドライパックの豆などは日もちがして、妊婦さんに不足しがちな鉄やカルシウムなどの栄養を豊富に含んでいます。ぜひ家にストックしましょう！ ごはんや納豆にのせるだけでいいし、サラダ、卵焼き、牛乳、豆乳など、いつものおかずやドリンクに足していけばいいから手軽!! 栄養強化の心強い味方になってくれます。

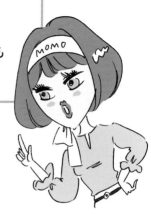

乾物や缶詰は
地味ですが
栄養価はとっても
高いんですよ！

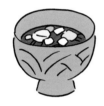

みそ汁

＋ カットわかめ、高野どうふ

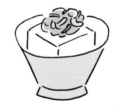

冷ややっこ

＋ かつお節

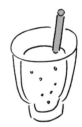

バナナスムージー

＋ ごま

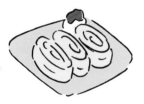

卵焼き

＋ 桜えび

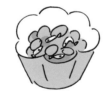

納豆

＋ ちりめんじゃこ

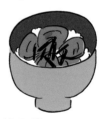

鉄火丼

＋ のり

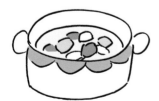

野菜スープ

＋ ツナ缶、粒コーン

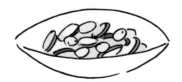

グリーンサラダ

＋ ミックスビーンズ

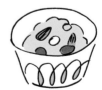

かぼちゃサラダ

＋ ナッツ

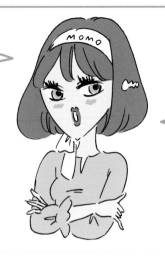

最後に注意点は
食事量がふえると
〝塩分も多くなる〟
ということ！

濃い味をつづけていると
むくみがひどくなったり、
食べすぎから
体重がふえすぎてしまい
妊娠高血圧症候群を
招いたり……

家で作るときは塩に頼らない工夫をしましょう！

だしをきかせる

だしのうまみをきかせると塩分を控えられます。食塩無添加のだしパックを使えば、とても手軽！ カルシウムの豊富な煮干しや、ビタミンDを補給できる干ししいたけも、汁物や煮物に便利です。

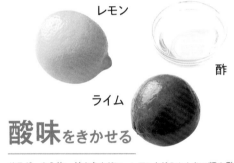

レモン

酢

ライム

酸味をきかせる

サラダ、あえ物、焼き魚などに、レモンなどのかんきつ類や酢をきかせると、減塩してももの足りなさを感じません。味がさっぱりするので、つわりや夏バテのときの食欲アップにも効果的です。

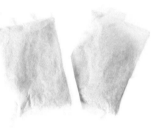

薬味を使う

ねぎ、しょうが、わさび、青じそ、にんにくなどの薬味は、香りや辛みが味にメリハリをつけるため、塩分を控えることができます。こしょう、さんしょう、カレー粉などの香辛料も、適量を使ってみてください。

しょうが

青じそ

ねぎ

にんにく

利尿作用のある
カリウムをとる

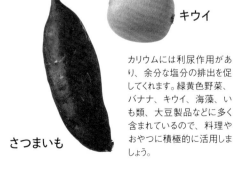

キウイ

カリウムには利尿作用があり、余分な塩分の排出を促してくれます。緑黄色野菜、バナナ、キウイ、海藻、いも類、大豆製品などに多く含まれているので、料理やおやつに積極的に活用しましょう。

さつまいも

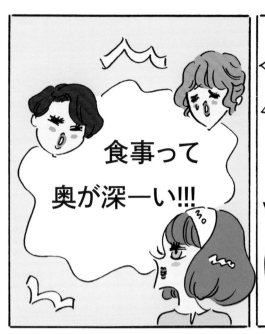

食事って
奥が深ーい!!!

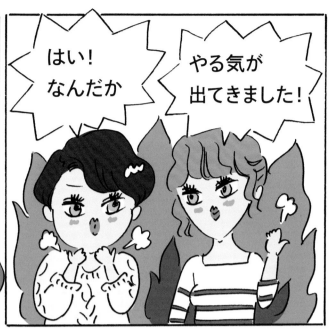

はい！
なんだか

やる気が
出てきました！

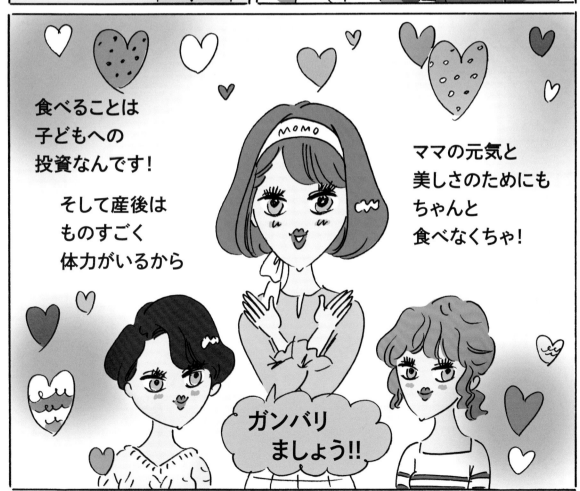

食べることは
子どもへの
投資なんです！

そして産後は
ものすごく
体力がいるから

ママの元気と
美しさのためにも
ちゃんと
食べなくちゃ！

ガンバリ
ましょう!!

太りたくないなら和食派に！
腸内の善玉菌もふやせます

ごはん（糖質）は悪者ではありません

　妊婦さんの食事内容を見ていると、ごはんを抜いていることがあり、糖質オフをしているのかな？と思います。主食を抜いている妊婦さんは、エネルギー量が大幅に不足しています！　糖質をとると血糖値が上がって太りやすくなるというのは、白いごはん、食パン、うどんなどの精白された主食や、甘い菓子パンなどが食事の中心になっている場合です。未精製の雑穀米、発芽玄米、そば、ライ麦パンなど、低GI（血糖値を上昇させにくい）の主食を選ぶように意識してみて。

　食物繊維は糖質の吸収をゆるやかにするので、ごはんよりも先に野菜を食べる「ベジタブルファースト」の食べ方にすることでも、血糖値の急上昇を防ぐことができます。

　ごはんは糖質だけではなく、食物繊維の供給源にもなっています。そのため、ごはんを抜くと、便秘の原因にも。ごはんに含まれる消化されにくい食物繊維や難消化性でんぷんは、腸内細菌のエサになるため、善玉菌をふやして腸内環境をととのえる手助けもしてくれます。ごはんを嫌わずに、おかずといっしょに食べましょう。

　たいせつなのは、「糖質オフ」よりも「砂糖オフ」！　スイーツ好きの妊婦さんは、糖分と脂肪分をとりすぎて妊娠糖尿病や肥満のリスクが上がる一

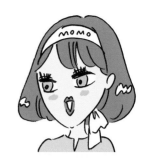

方で、必要な栄養が不足しがちです。甘いものがすべてダメではありませんが、まずは3食をしっかりとることが大前提。食事で量をとって満腹になるほうが、間食も減らせると思います。

腸内細菌はママからの〝ファーストプレゼント〟

　正しい食べ方とは、1日に必要な栄養とエネルギー量をしっかりとって、過剰な糖分と脂肪分を減らすこと。

　たとえば、和食の煮魚定食はガッツリ食べても500〜600kcalですが、洋食のハンバーグ定食になると1000kcalを超えます。しかも、魚や大豆、卵の脂肪には中性脂肪を分解する働きがあるので、和食派は1日の総カロリーが高い場合でも、スリムで体形戻りがいいんです。

　さらに和食のメリットは、ごはん、野菜、大豆製品、海藻、きのこなどの食物繊維で腸の掃除ができ、納豆、みそ、かつお節などの発酵食品で善玉菌をふやせること。

　最近では、ママから赤ちゃんへの最初のプレゼントは、初乳ではなく、「産道の細菌叢」だといわれています。赤ちゃんは産道を通って生まれるときに、ママの細菌を受けとり、それが腸内細菌としてすみつくと考えられるからです。赤ちゃんに善玉菌をたくさんプレゼントするためにも、和食で〝育菌〟に励みましょう。

妊娠したら血糖値に気をつけて

妊娠中は、だれもが高血糖になりやすいので注意が必要です。
血糖値を急上昇させない食べ方で、「妊娠糖尿病」や関連するトラブルを防ぎましょう。

血糖値って 何?

血液中のブドウ糖の濃度のこと

1dℓ（100㎖）の血液中に何㎎のブドウ糖が含まれているかを数値で表したものです。血糖値は食事の内容や、食事をした時間によって大きく変わるのがポイント。

血糖値が高いって どういうこと?

食後2時間たっても血糖値が下がらない状態のこと

食事をすると血糖値は上がりますが、インスリンというホルモンが分泌され、1〜2時間後には下がっていきます。ところが、インスリンが不足したり、うまく働かなかったりすると、血糖値が高い状態がつづいてしまいます。妊娠中は胎盤でつくられる物質の影響を受けてインスリンの働きが弱まるため、だれでも高血糖になりやすくなります。

血糖値が高いと どんなリスクがある?

早産や巨大児になるなど赤ちゃんに影響してしまう

妊婦健診で血糖値が基準値を超えて高いときには、くわしい検査をして「妊娠糖尿病」と診断されることも。母親が高血糖になると、早産や妊娠高血圧症候群を起こしやすくなり、巨大児になる、生後に低血糖を起こしやすいなど、赤ちゃんに影響が及ぶこともあります。血糖値が高くなりすぎないように、食事でコントロールしましょう。

妊娠糖尿病になりやすい人

- もともと肥満傾向にある
- 高年出産
- 多胎妊娠
- 初めての妊娠
- 妊娠してから急激に体重がふえた
- 高血圧、糖尿病、腎臓病などの持病がある（糖尿病の家系）
- 過去の妊娠で妊娠糖尿病を発症した

血糖値を上昇させない食べ方

1 3食を規則正しく食べる

食事の間隔があきすぎると、食後に血糖値は急上昇します。1日3食（量を食べられない妊婦さんは4〜5食）、決まった時間に食べましょう。

2 低GIの主食を選ぶ

精製された白米や食パンは、血糖値を上昇させやすいため、未精製の発芽玄米、雑穀米、そば、全粒粉パンなど、低GIの主食を選んで。

3 食物繊維をたっぷりとる

野菜、きのこ、海藻などに多い食物繊維は、血糖値の急上昇を抑えます。1日350gの野菜を目標に、たっぷり食べましょう。「野菜や汁物から食べる」食べ方もおすすめです。

4 甘いお菓子や飲み物を控える

お菓子を好きなだけ食べるのはNG！3時に1日1個など、ルールを決めて。高果糖液糖の入った飲料はできるだけ避けましょう。

5 適切な体重増加を心がける

急激な体重増加は、体に大きな負担がかかります。BMI値に基づいた体重増加を目ざし、定期健診をきちんと受けるようにしましょう。

PART

2

おなかの赤ちゃんに栄養を届ける安産レシピ

★

妊娠中に起こる不快症状を、なんとかしたい！ ここでは
1週間の献立やメインおかず、サブおかずなどを
たっぷり紹介します。もちろん、組み合わせは自由自在！
エネルギー量や塩分量も参考にしながら、栄養バランスよく、
マイナートラブルの解消を目ざしましょう。

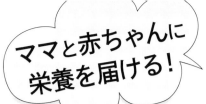

おいしいバランス

アボカドの肉巻きソテー献立
Monday

アボカドは、葉酸や食物繊維、良質な脂質を含む優秀食材。
豚肉とのコンビで疲労回復効果も期待できます。

お肉の中からアボカドが
とろり。牛肉で巻いても◎

アボカドの
肉巻きソテー

■ 材料

アボカド…1/2個
豚もも薄切り肉(しゃぶしゃぶ用)
　　…6枚(120g)
塩、あらびき黒こしょう…各適量
小麦粉…少々
オリーブ油…大さじ1/2
ミニトマト…6個
レモン(くし形切り)…2切れ

■ 作り方

1　アボカドは縦6等分のくし形に切る。
2　豚肉は広げて塩、こしょうを振り、小麦粉を薄くまぶす。1枚につきアボカド1切れを巻く。
3　フライパンにオリーブ油を入れて中火で熱し、両面をじっくり焼く。肉に火が通ったら、塩、こしょうを振って器に盛り、ミニトマト、レモンを添える。

菜の花の葉酸含有量は
野菜でトップクラス

菜の花の
マスタードあえ

■ 材料

菜の花…150g
A┌粒マスタード、しょうゆ、酢、
　│　オリーブ油…各小さじ1
　└砂糖…小さじ1/2

■ 作り方

1　菜の花はさっとゆで、3cm長さに切る。
2　ボウルにAを入れてまぜ合わせ、菜の花を加えてあえる。

カリフラワーのやさしい
甘みを生かして

カリフラワーの
豆乳スープ

■ 材料

カリフラワー…100g
顆粒スープ(コンソメ)…小さじ1
豆乳(無調整)…1/2カップ
塩、こしょう…各少々

■ 作り方

1　カリフラワーは小房に分け、茎は薄切りにする。
2　鍋に水1カップと顆粒スープを入れて中火で熱し、煮立ったら1を入れてくずれるくらいまでやわらかく煮る。
3　ミキサーに豆乳とともに入れてかくはんし、鍋に戻す。中火にかけて煮立つ寸前に火を止め、塩、こしょうで味をととのえる。器に盛り、好みでパプリカパウダーを振る。　　　　　　　　　　(牧野)

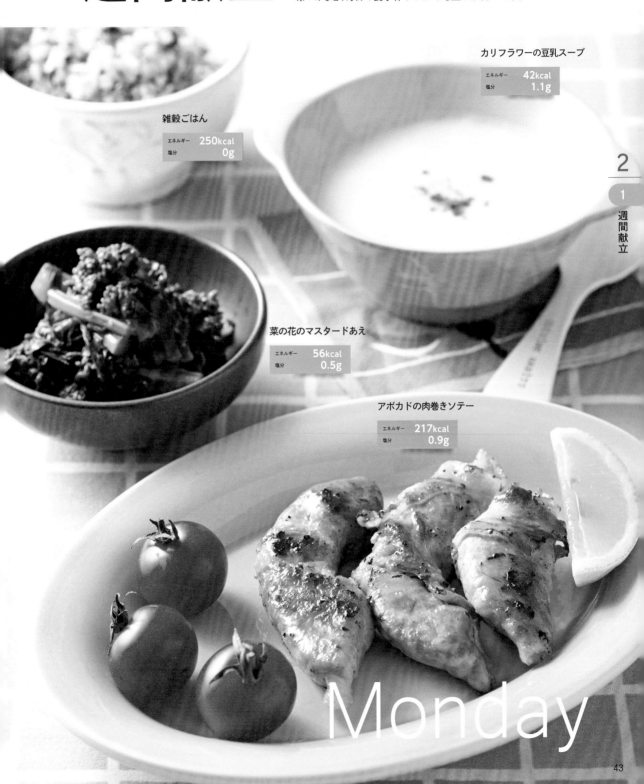

1週間献立

「きょうの夕食どうしよう?」の悩みを解決する1週間レシピを提案! 妊娠中にぴったりな食材の組み合わせや量、調理法、味つけなど、毎日の食事作りのヒントも盛りだくさんです。

カリフラワーの豆乳スープ

エネルギー	42kcal
塩分	1.1g

雑穀ごはん

エネルギー	250kcal
塩分	0g

菜の花のマスタードあえ

エネルギー	56kcal
塩分	0.5g

アボカドの肉巻きソテー

エネルギー	217kcal
塩分	0.9g

Monday

ししゃもの南蛮漬け献立

南蛮漬けは日もちする、魚の重宝レシピです。
忙しい朝も、簡単なみそ汁と副菜を添えるだけで栄養満点に!

時間をおくと味がしっとりなじむ
ししゃもの南蛮漬け

■ 材料
ししゃも…10尾
玉ねぎ…1/2個
にんじん…4cm
セロリ…4cm
かたくり粉…大さじ2
A┌ 酢…大さじ4
 │ きび砂糖…大さじ2
 │ しょうゆ…小さじ1
 │ 塩…少々
 └ 赤とうがらし…2本
オリーブ油…大さじ1

■ 作り方
1 玉ねぎは薄切りに、にんじん、セロリはせん切りにする。
2 Aはバットなどにまぜ合わせる。
3 ししゃもはかたくり粉を薄くまぶし、オリーブ油を熱したフライパンでカリッと焼き、2に加える。1を加え、冷蔵庫で冷やして味をなじませる。

温度と時間を守って理想の半熟に
温泉卵

■ 材料(作りやすい分量)
卵…4個
※2回分を作っておき、残りは冷蔵庫で保存しておくと、翌日も食べられる。または、1回分(卵2個)で作ってもOK。

■ 作り方
1 卵は常温にもどしておく。
2 厚手の鍋に3と3/4カップの湯を沸かし、火を止めて3/4カップの水を加える。すぐに卵を入れてふたをし、15分おき、水にとって冷ます。
3 器に卵を割り入れ、好みでだしじょうゆやしょうゆをかけ、細ねぎの小口切りを散らす。

シャキシャキ野菜を食べる汁物
小松菜ともやしのみそ汁

■ 材料
小松菜…1/2束
もやし…1/2袋
だし…2と1/2カップ
みそ…大さじ1〜1と1/2

■ 作り方
1 小松菜は4cm長さに切る。
2 鍋にだしを入れてあたため、小松菜、もやしを加える。野菜に火が通ったら、みそをとき入れる。

しらす干しとかつお節をONして
トマトのおひたし

■ 材料
トマト…1個
しらす干し…大さじ2
かつお節…少々
だしじょうゆ…少々

■ 作り方
トマトは一口大に切り、しらす、かつお節をのせ、だしじょうゆをかける。(鯉江)

Tuesday

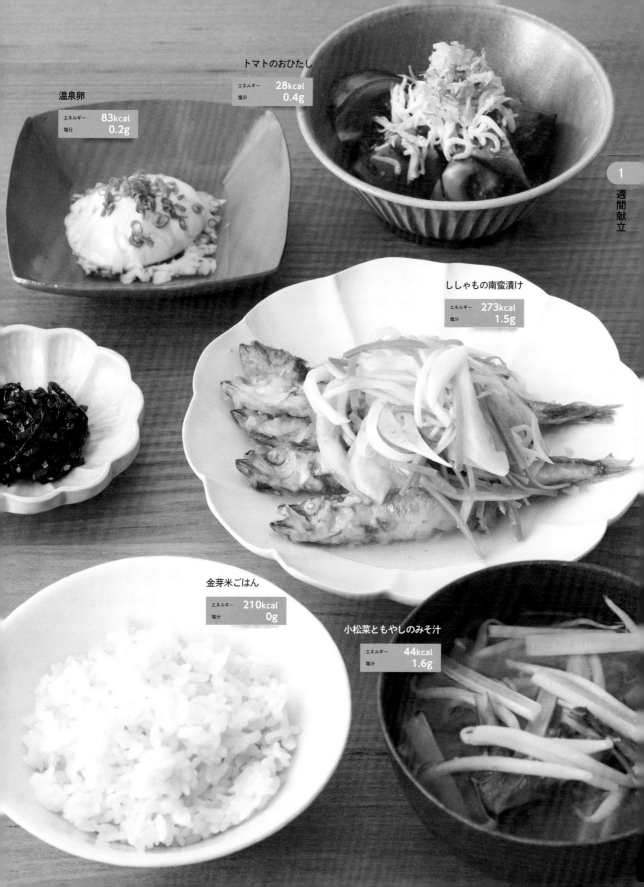

温泉卵
エネルギー	83kcal
塩分	0.2g

トマトのおひたし
エネルギー	28kcal
塩分	0.4g

ししゃもの南蛮漬け
エネルギー	273kcal
塩分	1.5g

金芽米ごはん
エネルギー	210kcal
塩分	0g

小松菜ともやしのみそ汁
エネルギー	44kcal
塩分	1.6g

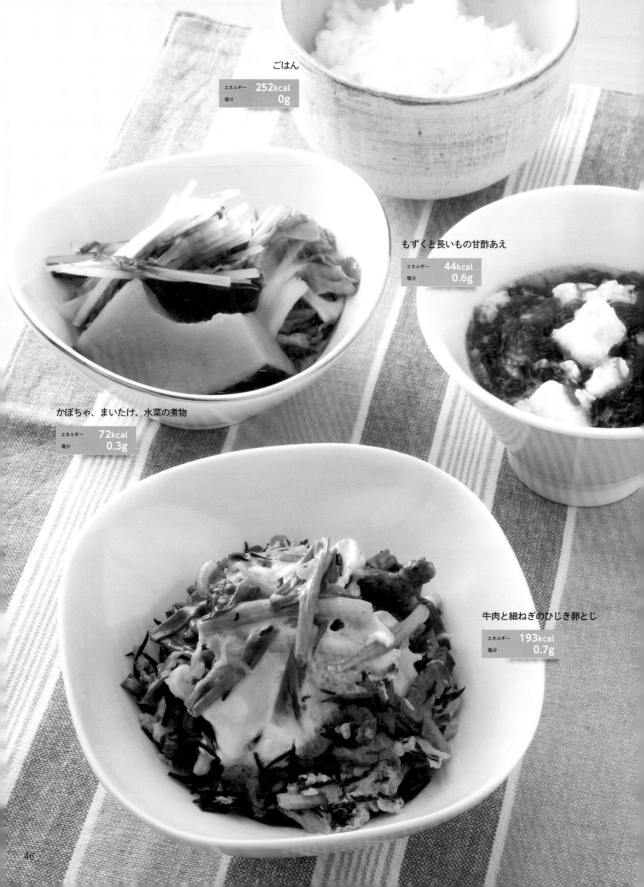

ごはん

エネルギー	252kcal
塩分	0g

もずくと長いもの甘酢あえ

エネルギー	44kcal
塩分	0.6g

かぼちゃ、まいたけ、水菜の煮物

エネルギー	72kcal
塩分	0.3g

牛肉と細ねぎのひじき卵とじ

エネルギー	193kcal
塩分	0.7g

牛肉と細ねぎのひじき卵とじ献立 *Wednesday*

週の半ばは、お肉の献立でスタミナ対策。脂肪分の少ない
赤身肉に、ミネラルが豊富なひじきを加えてボリュームアップ!

吸収率の高いヘム鉄が豊富な
牛もも肉をチョイス

牛肉と細ねぎの
ひじき卵とじ

■ 材料

牛もも薄切り肉…70g

卵…2個

細ねぎ…50g

ひじき（乾燥）…5g

A┌ だし…1/2カップ
　│ 砂糖…小さじ2/3
　└ しょうゆ…小さじ1

ごま油…大さじ1/2

■ 作り方

1　牛肉は細切りにする。ひじきは水に
20分ほどつけてもどし、水けをきる。細ね
ぎは3cm長さに切る。

2　鍋にごま油を熱し、中火で牛肉をい
ためる。色が変わったらひじきを加えてさ
らにいため、汁けがとんだら**A**を加える。3
〜4分煮て、細ねぎを加えてひと煮する。

3　卵を割りほぐして全体に流し入れ、火
を通す。

電子レンジを活用すれば
煮物も手早く完成!

かぼちゃ、まいたけ、
水菜の煮物

■ 材料

かぼちゃ…100g

まいたけ…1パック（100g）

水菜…60g

A┌ だし…1カップ
　│ みりん…小さじ1
　└ しょうゆ…小さじ1/2

■ 作り方

1　かぼちゃは大きめに切り、ラップで包
んで電子レンジで3分ほど加熱する。

2　まいたけは大きめにほぐし、水菜は4
cm長さに切る。

3　鍋に**A**を合わせて煮立て、かぼちゃを
入れて中火で7〜8分煮、2を加えてしん
なりするまで煮る。

長いもの粘り成分、ムチンは
便秘改善にも効果あり

もずくと長いもの
甘酢あえ

■ 材料

長いも…100g

もずく（味のついていないもの）
　…1/2カップ（100g）

しょうが（すりおろし）…少々

A┌ 酢、水…各大さじ2
　│ 砂糖…小さじ1
　└ 塩…小さじ1/6

■ 作り方

1　長いもはポリ袋に入れ、すりこ木など
でたたいてつぶす。

2　ボウルに**A**をまぜ合わせ、もずくと長
いもを加えてあえ、器に盛ってしょうがを
のせる。　　　　　　　　　　　（検見崎）

Wednesday

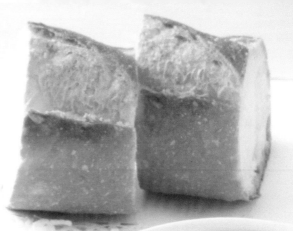

フランスパン

| エネルギー | 84kcal |
| 塩分 | 0.5g |

じゃがいもとアスパラガスのスープ

| エネルギー | 108kcal |
| 塩分 | 0.8g |

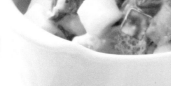

パプリカのヨーグルトサラダ

| エネルギー | 146kcal |
| 塩分 | 0.7g |

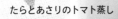

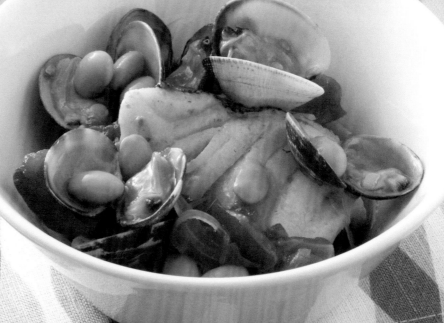

たらとあさりのトマト蒸し

| エネルギー | 156kcal |
| 塩分 | 1.4g |

たらとあさりのトマト蒸し献立

Thursday

低カロリー・高たんぱくなたらと造血成分に富むあさりは、
トマトとの相性抜群。蒸し煮にして、うまみをしっかり引き出して。

良質のたんぱく質と鉄で
血液をふやして

たらとあさりの
トマト蒸し

■ 材料
生たら…200g(2切れ)
あさり(砂出しする)…200g
トマト…200g
玉ねぎ…50g
枝豆…30g(10〜15さや)
A┌ オリーブ油…小さじ1
 │ 塩、こしょう、タイム
 └ …各少々

■ 作り方
1 トマトは一口大に切り、玉ねぎは薄切りにする。枝豆はゆでて、さやからとり出す。
2 鍋にたら、トマト、玉ねぎを入れ、水1/4カップを加えてふたをし、中火で7〜8分蒸し煮にする。
3 あさりを加え、あさりの口があくまでさらに5〜6分蒸し煮にし、枝豆とAを加えてまぜる。

ヨーグルト&レモンだけで
調味する減塩サラダ

パプリカの
ヨーグルトサラダ

■ 材料
パプリカ(赤)…100g
かぶ…60g
ロースハム…2枚
ブロッコリー…60g
かぶの葉…100g
A┌ プレーンヨーグルト…1カップ
 │ こしょう…少々
 └ レモン汁…大さじ2

■ 作り方
1 パプリカ、かぶ、ハムは7〜8mm角に切る。
2 ブロッコリーは小房に分けて、色よくゆでる。かぶの葉も色よくゆで、7〜8mm長さに切る。
3 1、2を合わせ、Aであえる。

野菜を一度いためるのが
うまみアップのポイント

じゃがいもと
アスパラガスのスープ

■ 材料
じゃがいも…160g
グリーンアスパラガス…100g
玉ねぎ…50g
クレソン…60g
だし…1と1/2カップ
塩…小さじ1/4
こしょう…少々
オリーブ油…小さじ1

■ 作り方
1 じゃがいもはラップで包んで電子レンジで4分ほど加熱し、あら熱がとれたら皮をむいて一口大に切る。
2 アスパラガスは根元のかたい部分をむき、2cm長さに切る。玉ねぎはみじん切りにする。
3 鍋にオリーブ油を熱し、1、2をいためる。油がなじんだらだしを加え、2〜3分煮る。
4 1cm長さに切ったクレソンを加え、塩、こしょうで味をととのえる。(検見﨑)

Thursday

ふわふわ鶏つくね献立 *Friday*

やわらかいつくねに、かみごたえのある副菜を合わせて。
よくかんで満足感を高め、ビタミン・ミネラル、食物繊維を補います。

卵黄でたんぱく質をプラス&まろやかに

ふわふわ鶏つくね

■ 材料

A ┌ 鶏ひき肉…150g
　├ 木綿どうふ…1/3丁（100g）
　├ しょうゆ…小さじ1
　├ 塩…少々
　├ 長ねぎ（みじん切り）…1/3本
　├ しょうがのしぼり汁…小さじ2
　└ 高野どうふ（すりおろし）…大さじ1〜3
B ┌ 酒、みりん、しょうゆ…各大さじ1
　└ きび砂糖…大さじ1/2
油…大さじ1/2
青じそ…3枚
卵黄…1個分

■ 作り方

1 ボウルにAを入れ、粘りが出るまでねりまぜる（高野どうふでかたさを調節する）。6等分し、平たい円形にととのえる。

2 フライパンに油を熱し、1を並べる。両面をこんがり焼いて弱火にし、ふたをして5分ほど蒸し焼きにする。

3 Bをまぜ合わせて加え、煮からめる。青じそを敷いた器に盛り、卵黄を添える。卵黄をつけて食べる。

※生卵は、体調の悪いときは食べるのを控えるか、加熱してください。

香ばしさとほどよいしっとり感が
やみつきに

きゅうりと桜えびの
塩いため

■ 材料

きゅうり…2本
桜えび…大さじ4
ごま油…小さじ2
塩…小さじ1/2

■ 作り方

1 きゅうりはピーラーで皮を縞目にむき、乱切りにする。

2 フライパンにごま油を熱し、桜えびを入れていためる。香りが立ったら、きゅうりと塩を加えて1〜2分いためる。

ねばねばで消化促進&
スタミナアップ

長いもとのりの
あえ物

■ 材料

長いも…5〜6cm
A ┌ しょうゆ…小さじ2
　├ だし…小さじ1
　└ ねりわさび…少々
焼きのり（全形）…1/4枚

■ 作り方

1 長いもはせん切りにする。

2 器に盛り、まぜ合わせたAをかける。のりをちぎって散らす。

ねぎは仕上げに加えて
香りと食感をよく

とうふとねぎの
みそ汁

■ 材料

木綿どうふ…1/2丁（150g）
長ねぎ…1/4本
だし…1と1/2カップ
みそ…大さじ1

■ 作り方

1 とうふは1.5cm角に切る。ねぎは小口切りにする。

2 鍋にだしを入れてあたため、とうふを入れてひと煮立ちさせる。みそをとき入れ、ねぎを加える。　　（鯉江）

きゅうりと桜えびの塩いため

エネルギー	82kcal
塩分	1.8g

ふわふわ鶏つくね

エネルギー	298kcal
塩分	2.3g

長いもとのりのあえ物

エネルギー	40kcal
塩分	1.0g

とうふとねぎのみそ汁

エネルギー	79kcal
塩分	1.4g

金芽米ごはん

エネルギー	210kcal
塩分	0g

Friday

週末は、食物繊維たっぷりの献立でデトックス。
ヘルシーなのに食べごたえ満点です。

うまみの強いツナときのこのあんがポイント

とうふのステーキ きのこあんかけ

■ 材料

木綿どうふ…1丁（300g）
ツナ缶…小1缶
わけぎ…1/2束
えのきだけ…1/2袋
エリンギ…1/2パック
A［ しょうゆ、酒、水…各大さじ1
　　かたくり粉…小さじ1
しょうゆ…少々
油…大さじ1/2

■ 作り方

1　とうふは2cm厚さに切り、キッチンペーパーで包んで水きりする。

2　わけぎ、えのきは3cm長さに、エリンギは食べやすい大きさに切る。

3　フライパンに油を熱し、しょうゆをまぶしたとうふを入れ、両面をこんがりと焼いて器に盛る。

4　3のフライパンに缶汁をきったツナ、えのき、エリンギを入れていため、まぜ合わせたAとわけぎを加え、とろみがついたら3にかける。

さつまいもを加えて
満腹度をアップ

雑穀
いもごはん

■ 材料（作りやすい分量）

米…180ml（1合）
雑穀ミックス…1袋
さつまいも…100g

■ 作り方

1　米は洗って炊飯器に入れ、水を1の目盛りまで注ぐ。

2　さつまいもは1cm角に切って水にさらし、水けをきる。

3　1に雑穀ミックス、2、水1/4カップを加え、ふつうに炊く。

ごま油の香ばしさが
ごはんによく合います

切り干しとサニー
レタスのサラダ

■ 材料

切り干し大根…20g
サニーレタス…適量
A［ ポン酢しょうゆ、すり白ごま
　　　…各大さじ1
　　ごま油…小さじ1

■ 作り方

1　切り干し大根はよくもみ洗いし、ざるに上げて10分おく。

2　ボウルにAをよくまぜ合わせ、1とサニーレタスをあえる。

ふんわりクリーミーで
上品な口当たり

いちごヨーグルト
ゼリー

■ 材料（作りやすい分量・3人分）

いちご…150g
砂糖…1/4カップ
粉ゼラチン…1袋（5g）
プレーンヨーグルト…3/4カップ

■ 作り方

1　いちごはへらなどでつぶし、砂糖をかける。

2　水1/4カップに粉ゼラチンを振り入れてふやかし、湯せんにかけてとかす。

3　ボウルにヨーグルトを入れ、1、2を加えてまぜる。ボウルの底を氷水につけ、少しとろみがつくまで冷やす。

4　型に3を流し入れ、冷蔵庫で冷やし固める。　　（ほりえ）

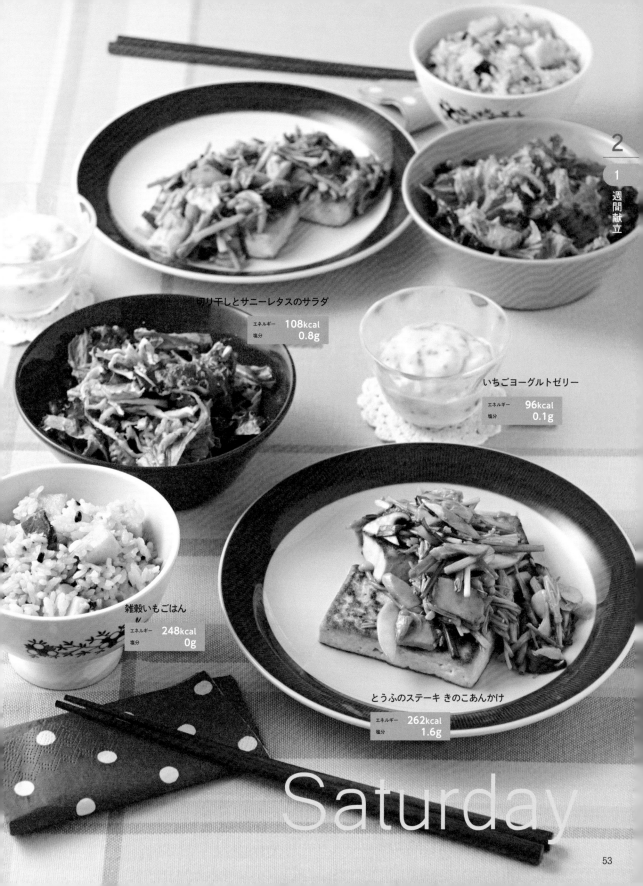

切り干しとサニーレタスのサラダ

| エネルギー | 108kcal |
| 塩分 | 0.8g |

いちごヨーグルトゼリー

| エネルギー | 96kcal |
| 塩分 | 0.1g |

雑穀いもごはん

| エネルギー | 248kcal |
| 塩分 | 0g |

とうふのステーキ きのこあんかけ

| エネルギー | 262kcal |
| 塩分 | 1.6g |

Saturday

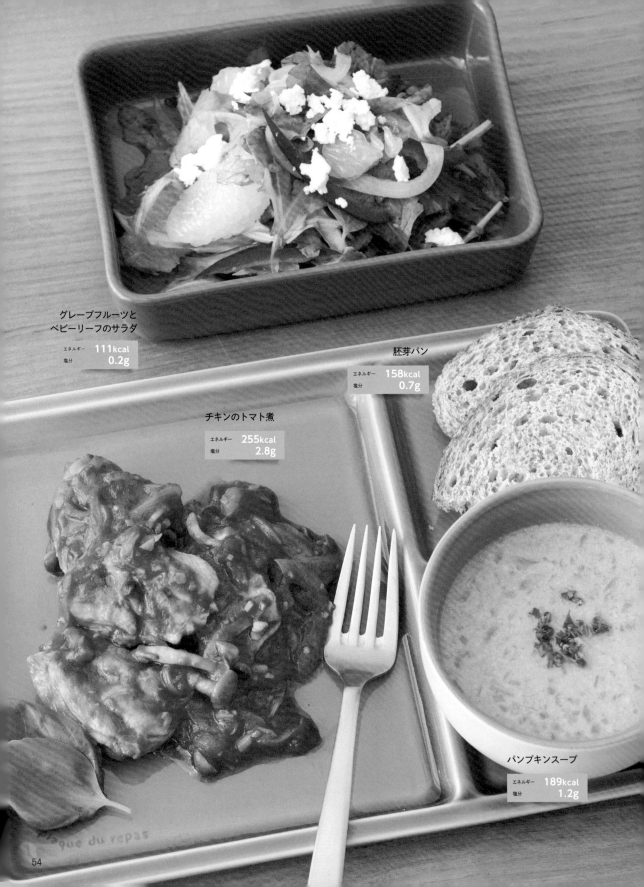

グレープフルーツと
ベビーリーフのサラダ

エネルギー	111kcal
塩分	0.2g

胚芽パン

エネルギー	158kcal
塩分	0.7g

チキンのトマト煮

エネルギー	255kcal
塩分	2.8g

パンプキンスープ

エネルギー	189kcal
塩分	1.2g

チキンのトマト煮献立

Sunday

油で調理することで、にんじん、かぼちゃ、トマトなど、
野菜の脂溶性ビタミンの吸収率がアップします。

トマト缶で
手軽にジューシー

チキンのトマト煮

■ 材料
鶏もも肉…1枚(250g)
玉ねぎ…1/4個
しめじ…1/2パック
にんにく(みじん切り)…1かけ
白ワイン(または酒)…大さじ1.5
A ┌ トマト缶…1/2缶(200g)
　│ 顆粒スープ(コンソメ)、きび砂糖
　│ 　…各小さじ1
　│ 塩…小さじ1/2
　└ こしょう…少々
オリーブ油…大さじ1

■ 作り方
1 鶏肉は一口大に切る。玉ねぎは
薄切りにする。しめじは石づきを除
いてほぐす。
2 フライパンにオリーブ油を熱し、
鶏肉を皮目から入れて両面をこんが
り焼き、とり出す。
3 2のフライパンでにんにく、玉ね
ぎ、しめじをいため、しんなりしたら2
を戻し入れ、ワインを加えて煮立て
る。Aを加え、弱火で15分煮る。器
に盛り、好みでバジルを飾る。

さっぱり味で食が進み
疲れも解消

グレープフルーツと
ベビーリーフのサラダ

■ 材料
ベビーリーフ…1袋(40g)
グレープフルーツ…1/2個
パプリカ(赤、黄)…各1/4個
カテージチーズ…大さじ1
A ┌ 白ワインビネガー(または酢)
　│ 　…大さじ2
　│ オリーブ油…大さじ1
　│ きび砂糖…小さじ1/2
　└ 塩、こしょう…各少々

■ 作り方
1 ベビーリーフは洗って水けをよく
きる。グレープフルーツは薄皮をむい
て実をとり出す。パプリカは薄切りに
する。
2 Aはまぜ合わせる。
3 ボウルに1を入れ、2を加えてあ
える。器に盛り、カテージチーズを散
らす。

かぼちゃはつぶして
食感も楽しむ

パンプキンスープ

■ 材料
かぼちゃ…1/8個
玉ねぎ…1/2個
豆乳(無調整)…1カップ
A ┌ 水…1カップ
　└ 顆粒スープ(コンソメ)…小さじ1
塩、こしょう…各少々
オリーブ油…少々
パセリ(みじん切り)…適量

■ 作り方
1 かぼちゃは皮をそぎ落とし、薄切
りにする。玉ねぎはみじん切りにす
る。
2 鍋にオリーブ油を熱し、玉ねぎを
いためる。透き通ってきたら、かぼちゃ
を加えていため、Aを加える。煮立っ
たら弱火にし、かぼちゃがやわらかく
なるまで10分ほど煮る。
3 木べらでかぼちゃをつぶし、豆
乳、塩、こしょうを加えてひと煮立ち
させる。器に盛り、パセリを振る。

(鯉江)

Sunday

赤ちゃんの神経の発達を促す

葉酸は、細胞分裂や新しい赤血球をつくるために欠かせない栄養素。
赤ちゃんの神経器官がつくられる妊娠初期には、特に意識してとることがたいせつです。

Keyword

葉酸

1日の推奨摂取量は480μg

**葉酸が豊富な食材の目印は緑色！
緑黄色野菜をたっぷり食べて**

葉酸はビタミンB群の一種で、正常な赤血球や細胞をつくる働きを担っています。妊娠のごく初期に不足すると、二分脊椎症や無脳症などの「神経管閉鎖障害」という胎児の先天性異常の危険性が高まることがわかっています。また、貧血予防のためにもしっかりとりたいビタミンです。妊娠中は、いつも以上に緑の野菜を意識して食べましょう。

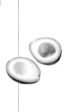

×

ビタミンB12

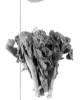

**いっしょに食べて
葉酸の吸収率をアップ！**

動物性たんぱく質に多く含まれるビタミンB12。葉酸が体内で細胞を合成するのを助けると同時に、新しい赤血球をつくる働きをします。ビタミンB12は、あさり、しじみ、カキなどの魚介類、卵などに豊富。緑黄色野菜と組み合わせて調理すれば、葉酸も効率よくとれて、栄養バランスもととのいます。

葉酸を効率よくとるための 5 つのポイント

1 1日350g以上の 野菜を食べる！

野菜に多く含まれる葉酸。熱に弱いため、調理によってその50％が失われてしまいます。必要量をとる目安は、多種類の食材から1日350g以上の野菜を食べること。ビタミンB12を含む動物性食品といっしょにとると働きがアップします。

2 水や熱に弱いので なるべく生で！

水溶性のビタミンである葉酸は、水や熱に弱い性質が！ 水でサッと洗い、サラダなどにして食べるのがおすすめです。鮮度が落ちると、葉酸の含有量も減ってしまうので、できるだけ新鮮な野菜を選んで、早めに食べきりましょう。

3 水にさらす時間は短め！ 汁ごと食べるのも◎

洗うときは手早く、水にさらすのは短時間にとどめて。シャキッとさせるために長く水にさらしていると、それだけでせっかくの葉酸が水に流出……！ スープやみそ汁、煮びたしなど、汁ごと食べられる料理にするのも賢い方法です。

4 加熱調理は 時間勝負でパパッと！

加熱する場合は、できるだけ短い時間で調理を終えるように心がけましょう。おすすめは、短時間で火が通るため物。仕上げに水どきかたくり粉でとろみをつければ、調理で流れ出た栄養もムダなくとることができます。

5 食材は、日の当たらない 場所に保管する

葉酸は光に弱い性質があります。日の当たる場所に放置すると、分解されてしまいます。葉酸だけでなく、そのほかのビタミン類も鮮度が高いほうが栄養価も高いもの。野菜を買ったらすぐに冷蔵庫で保存し、早めに使いきって。

鶏ハムサラダ&パンプレート

鶏肉は低カロリー&高たんぱくでコスパ◎

材料

パン(好みのもの)…1～2枚
鶏胸肉…1枚(300g)
塩…小さじ1強
しょうが(薄切り)…2枚
ベビーリーフ、サラダほうれんそう、
　　リーフレタスなど…100g
アボカド…1/2個
A┌しょうゆ、粒マスタード
　└…各大さじ1
B┌しょうゆ、塩、こしょう
　└…各少々

作り方

1　鶏ハムを作る。鶏肉は余分な脂肪を除き、塩をもみ込んでポリ袋に入れ、空気を抜いて口をしばり、冷蔵庫で一晩おく。鍋に3カップの湯を沸かし、袋から出した鶏肉としょうがを入れてふたをし、ごく弱火にして5分ゆで、火を止めて冷めるまでおく。ゆで汁はとっておく。

2　葉野菜は洗って水けをよくきり、器に敷く。アボカドは薄切りにし、鶏ハム1/2枚も薄切りにして並べ、Aを合わせてかける。

3　スープは1のゆで汁をあたため、Bで味をととのえる。2にパン、スープを添える。　　　　　　　　　　(ダンノ)

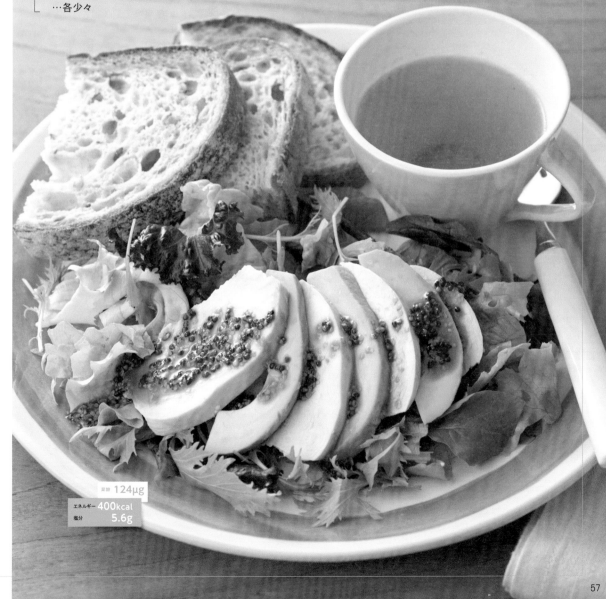

葉酸 124μg
エネルギー 400kcal
塩分 5.6g

2

葉

酸たっぷり

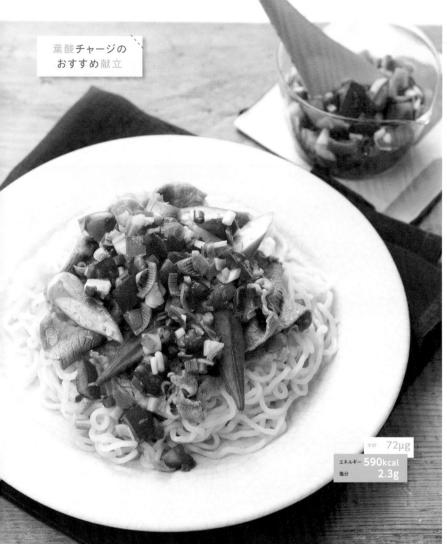

牛しゃぶと夏野菜のトマトポン酢だれめん

ちょっと奮発して牛肉で栄養強化!

材料
中華蒸しめん…2玉
牛赤身薄切り肉(しゃぶしゃぶ用)
　…160g
オクラ…6本
トマト…1個
みょうが…2個
細ねぎ…5本
しょうが(薄切り)…2枚
ポン酢しょうゆ…大さじ3

作り方
1　トマトは1cm角、みょうがはあらみじんに切り、細ねぎは小口切り、しょうがはみじん切りにし、ポン酢しょうゆと合わせてまぜる。
2　中華めんは熱湯でゆで、流水にさらして水けをきり、器に盛る。
3　鍋に塩と酒少々(各分量外)を入れて湯を沸かし、オクラ、牛肉の順にゆで、ざるに上げる。オクラは斜め半分に切る。
4　2に牛肉とオクラをのせ、1をかける。　　　　　　　　　　(ダンノ)

葉酸 72µg
エネルギー 590kcal
塩分 2.3g

菜の花のピーナッツバターあえ

しゃっきり歯ごたえと大人の苦みでリフレッシュ

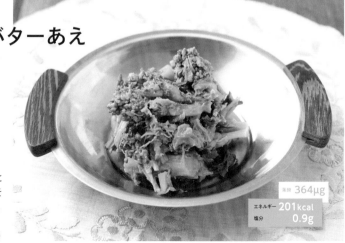

材料
菜の花…200g
A　ピーナッツバター…大さじ3
　　しょうゆ…大さじ1/2
　　酢…大さじ3/4

作り方
1　菜の花は根元のかたい部分を1cmほど切り落とす。鍋にたっぷりの湯を沸かして塩少々(分量外)を加え、根元のほうから入れて1分ほどゆで、水にとる。水けをしぼって長さを3つに切り、さらに水けをしぼる。
2　ボウルにAをまぜ合わせ、1をあえる。　　(中村)

葉酸 364µg
エネルギー 201kcal
塩分 0.9g

ねばねばサラダそば
葉酸、鉄、たんぱく質をバランスよくとれる一品

材料
そば（乾めん）…150g
モロヘイヤ…50g
納豆…1パック
トマト…1個
アボカド…1/2個
レモン汁…小さじ2
卵黄…2個分
ポン酢しょうゆ…適量

作り方
1 鍋にたっぷりの湯を沸かし、そばを袋の表示時間どおりにゆでる。ざるに上げて湯をきり、流水でもみ洗いして水けをきる。
2 モロヘイヤはさっとゆで、あら熱がとれたら水けをしぼってこまかく刻む。納豆はよくまぜる。トマトは1〜2cm角に切る。アボカドは1cm角に切り、レモン汁をかける。
3 器に1を盛り、2、卵黄を彩りよく盛りつける。
4 ポン酢しょうゆをかけ、よくまぜてから食べる。
（広沢）

※生卵は、体調の悪いときは食べるのを控えるか、加熱してください。

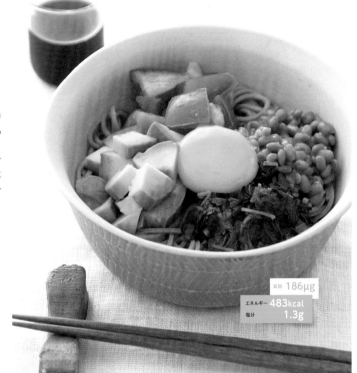

葉酸 186μg
エネルギー 483kcal
塩分 1.3g

アスパラガスの磯辺あえ
アスパラガスはじっくり焼いて甘みを引き出して

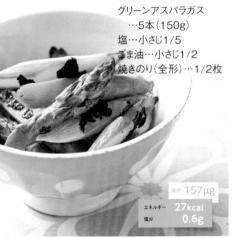

材料
グリーンアスパラガス
…5本（150g）
塩…小さじ1/5
ごま油…小さじ1/2
焼きのり（全形）…1/2枚

葉酸 157μg
エネルギー 27kcal
塩分 0.6g

作り方
1 アスパラガスは根元のかたい部分を切り落とし、1cm程度の斜め切りにする。
2 クッキングシートにのせ、オーブントースターで7〜8分焼く。塩、ごま油を振ってなじませ、ちぎったのりを加えてあえる。
（牧野）

ブロッコリーのポタージュ
だしの香りでさっぱりヘルシー

材料
ブロッコリー…1個（260g）
食パン（6枚切り）…1枚
かつおだし…1と1/4カップ
牛乳…大さじ4
塩、いり白ごま…各少々

作り方
1 ブロッコリーは小房に分ける。鍋に湯を沸かして塩（分量外）を加え、やわらかめにゆで、ざるに上げて湯をきる。
2 食パンは耳を切り落とし、白い部分だけを適当な大きさにちぎる。1、だしとともにミキサーにかけてピュレ状にする。
3 鍋に入れ、牛乳を加えて火にかけ、ひと煮立ちさせ、塩で味をととのえる。器に盛り、ごまを振る。（広沢）

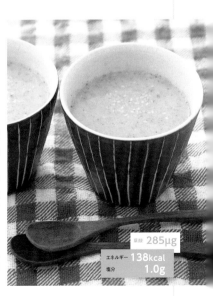

葉酸 285μg
エネルギー 138kcal
塩分 1.0g

フレッシュトマトとシーフードの和風焼きうどん

にんにく&しょうがの隠し味でガツンとスパイシー

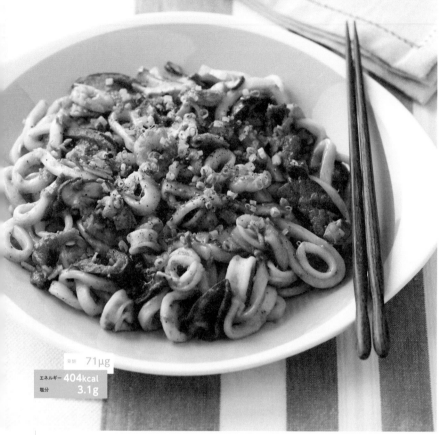

葉酸 71µg

エネルギー 404kcal
塩分 3.1g

材料

ゆでうどん…2玉
トマト…1個
しいたけ…3個
シーフードミックス（冷凍）…200g
にんにく、しょうが…各1かけ
細ねぎ…2～3本
A┌みりん…大さじ2
 └しょうゆ…大さじ1
こしょう…少々
ごま油…大さじ1

作り方

1 トマトはくし形に切る。しいたけは薄切りに、にんにく、しょうがはみじん切りに、細ねぎは小口切りにする。
2 フライパンにごま油を熱し、にんにく、しょうがをいため、香りが立ったらシーフードミックス、トマト、しいたけを加えてさらにいためる。
3 水をかけてほぐしたうどんを加え、Aを回しかけ、汁けがなくなるまでいためる。細ねぎを散らし、こしょうを振る。

（森）

水菜とオクラの煮びたし

葉酸も鉄もしっかりとれる優秀小鉢

材料

水菜…100g
オクラ…6本
油揚げ…1枚
かつお節…少々
A┌だし…3/4カップ
 │薄口しょうゆ…大さじ1
 └酒、みりん…各小さじ1

作り方

1 水菜は4cm長さに、オクラは縦半分に切る。油揚げは湯通しして、一口大に切る。
2 鍋にAを入れて火にかけ、沸騰したら油揚げを入れてひと煮し、水菜とオクラを加える。2分ほど煮たら、かつお節を加えてひとまぜし、器に煮汁ごと盛りつける。

（大越）

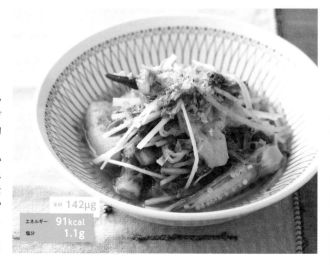

葉酸 142µg

エネルギー 91kcal
塩分 1.1g

アスパラガスと
とうもろこしのチャーハン

甘みたっぷりなフレッシュコーンが葉酸チャージに活躍

材料

ごはん…300g
とき卵…2個分
グリーンアスパラガス…4本
とうもろこし(ゆでたもの)…1本
しょうが(みじん切り)…15g
レタス…2枚
塩、こしょう…各少々
A ┌ しょうゆ…大さじ1/2
　└ 酒…小さじ2
ごま油…大さじ1
いり白ごま…少々

作り方

1 ボウルにごはん、卵を入れ、よくまぜ合わせる。アスパラガスは根元のかたい部分を切り落として斜め薄切りに、とうもろこしは包丁で実をこそげとる。

2 フライパンにごま油としょうがを入れて弱火にかけ、香りが立ったら**1**の野菜を加えていためる。

3 油がなじんできたらごはんも加えていため、塩、こしょうしてパラパラになるまでさらにいためる。

4 仕上げに食べやすくちぎったレタスを加え、**A**を回しかけてさっとまぜ合わせる。器に盛り、ごまを振る。　(大越)

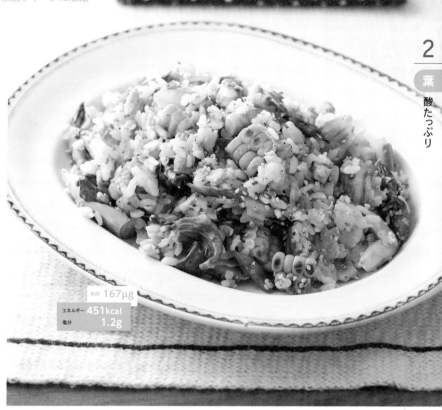

葉酸 167μg
エネルギー 451kcal
塩分 1.2g

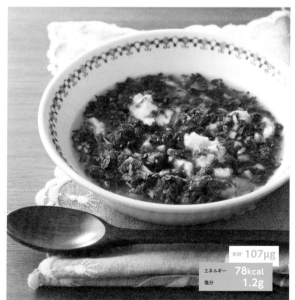

葉酸 107μg
エネルギー 78kcal
塩分 1.2g

春菊とにんにくのスープ

やみつき必至! 香り豊かな食べるスープ

材料

春菊…100g
にんにく…4かけ
鶏ささ身…1本
A ┌ 酒…大さじ1
　└ かたくり粉…小さじ1
B ┌ 水…2カップ
　│ 鶏ガラスープのもと
　│ 　…小さじ1
　│ しょうが(せん切り)
　└ 　…10g
塩、こしょう…各少々
ごま油…小さじ1

作り方

1 春菊はゆでてこまかく刻む。にんにくは薄皮をむいて半分に切る。ささ身は薄めのそぎ切りにして、まぜ合わせた**A**で下味をつける。

2 鍋にたっぷりの水とにんにくを入れて火にかけ、10分ほどゆでて湯を捨てる。

3 にんにくを包丁の腹などでつぶし、鍋に戻し入れ、**B**を加えて火にかける。

4 煮立ったら中火にして、ささ身をほぐしながら加え、色が変わってきたらアクを除く。春菊を加えてさらに1分ほど煮て、塩、こしょうで味をととのえる。器に盛り、ごま油をたらす。(大越)

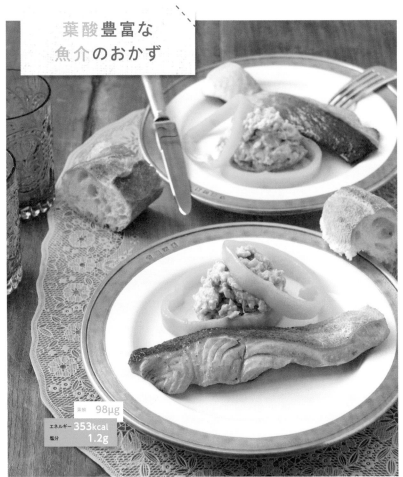

サーモンソテー アボカドディップ

濃厚なアボカドディップで
ワンランクアップの一皿

材料
生鮭…2切れ
アボカド…1個
パプリカ(黄)…1/2個
玉ねぎ(みじん切り)…大さじ2
A ┌ レモン汁…大さじ1
　│ クリームチーズ…18g
　└ 塩…小さじ1/4
塩、こしょう…各少々
オリーブ油…大さじ1

作り方
1 玉ねぎはボウルに入れて塩少々(分量外)を振り、少しおいてしんなりさせる。アボカドを加えてフォークでつぶし、Aを加えてまぜ合わせる。
2 パプリカは1cm厚さの輪切りにする。鮭は塩、こしょうを振る。
3 フライパンにオリーブ油を中火で熱し、パプリカの両面を焼く。あいているスペースで鮭を2分焼き、焼き色がついたら返し、さらに1分焼く。
4 器に3を盛り、1を添える。　　(中村)

葉酸　98μg
エネルギー　**353kcal**
塩分　**1.2g**

ほたてとキャベツのレモンマリネ

つけておくだけでかってにおいしく

材料
ほたて貝柱(刺し身用)…8個
キャベツ…150g
紫玉ねぎ…1/2個
レモン汁…1/2個分
塩、こしょう…各少々
A ┌ レモン(輪切り)
　│ 　…3〜4枚
　│ てんさい糖(または砂糖)
　│ 　…小さじ1
　│ 塩…小さじ1/2
　└ こしょう…少々
オリーブ油…大さじ1

作り方
1 ほたてはさっと洗い、キッチンペーパーなどで水けをふく。
2 キャベツはせん切りにする。紫玉ねぎは2mm厚さの薄切りにし、5分ほど水にさらして水けをきる。
3 フライパンを中火で熱し、オリーブ油と1を入れ、表面に軽く焼き色がつくまで焼き、塩、こしょう、レモン汁を加えてひと煮立ちさせ、火を止める。
4 バットなどにAを入れてまぜ合わせ、2と3をつける。　(ワタナベ)

●つけてすぐ食べてもいいが、冷蔵庫で一晩ねかせて味をなじませても美味! 2日ほど日もちする。

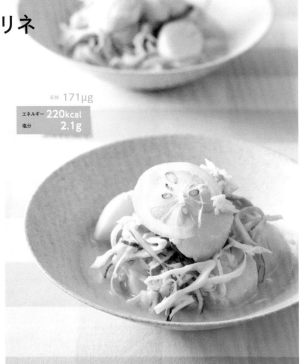

葉酸　171μg
エネルギー　**220kcal**
塩分　**2.1g**

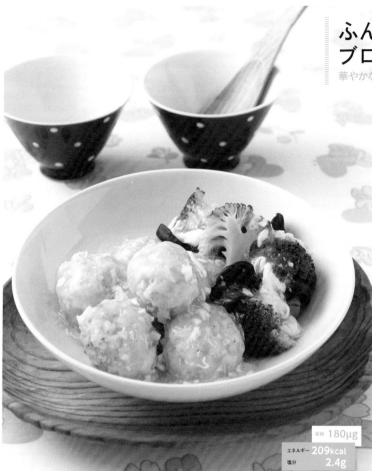

ふんわりえびだんごと ブロッコリーのあっさり煮

華やかなピンク色が目にも楽しい

材料
むきえび…200g
ブロッコリー…1/3個（100g）
きくらげ（乾燥）…2g
A　卵黄…1個分
　　塩…小さじ1/4
　　酒…大さじ1
長ねぎ（みじん切り）…5㎝
かたくり粉…大さじ2
だし…2カップ
B　塩…小さじ1/4
　　みりん、酒…各大さじ1
C　かたくり粉…大さじ1
　　水…大さじ2
卵白…1個分

作り方
1　えびはフードプロセッサーにかけて（または包丁でたたき）、Aと合わせてよくねりまぜ、ねぎとかたくり粉を加えてさらにまぜる。
2　ブロッコリーは一口大に切る。きくらげは水でもどし、かたい部分を手でとる。
3　鍋にだしを煮立て、1を8個分になるようにスプーンで丸く落とす。浮いてきたらB、2を加えてさっと煮、煮汁を残して器に盛る。
4　煮汁を煮立て、まぜ合わせたCでとろみをつけ、卵白を流し入れて軽くまぜ、ふんわりとしたら火を止め、3にかける。　　　　　（中村）

葉酸 180μg
エネルギー 209kcal
塩分 2.4g

サーモンと木綿どうふ、 ブロッコリーの温サラダ

火を使わない電子レンジ調理で栄養キープ

材料
サーモン（または生鮭）
　…2切れ
木綿どうふ…1/2丁（150g）
ブロッコリー…1/2個
スナップえんどう…6本
A　オリーブ油、酢
　　…各大さじ2
　　砂糖…小さじ1
　　塩…小さじ1/2
　　粒マスタード
　　…小さじ1～2

作り方
1　とうふはキッチンペーパーを敷いた耐熱容器に入れて電子レンジで3分ほど加熱し、冷めたら一口大に切る。
2　サーモンは一口大に切って耐熱容器に並べ、ラップをして電子レンジで5分ほど加熱し、冷めたら皮と骨を除く。
3　ブロッコリーは一口大に切り、スナップえんどうとともに水でぬらしてラップで包み、電子レンジで4～5分加熱する。
4　1、2、3を合わせて器に盛り、まぜ合わせたAをかける。　（森）

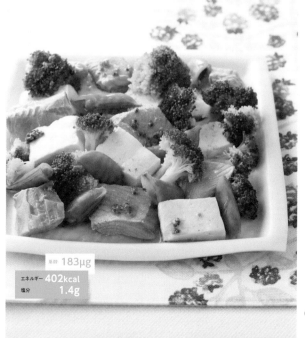

葉酸 183μg
エネルギー 402kcal
塩分 1.4g

白菜のトマトスープ鍋

隠し味のみそがポイントのこくうま鍋

材料
白菜…1/8個
生たら…3切れ
里いも…6個(300g)
チンゲンサイ…2株
えのきだけ…1袋
トマトソース缶…1缶
だし…3カップ
A ┌ 酒、みそ…各大さじ1
  │ しょうゆ…大さじ1/2
  └ 塩…少々

作り方
1 白菜はざく切り、たらは3等分にする。里いもは
皮をむき、塩もみしてさっと洗ってアクをとり、半分
に切る。チンゲンサイは長さを4等分に切り、えのき
は手でほぐす。
2 鍋にだしをあたため、里いもを入れて弱めの中
火でやわらかくなるまで煮る。
3 トマトソースとAを加えてなじませ、1の残りの具
を加え、火が通ったものから食べる。　　　(古口)

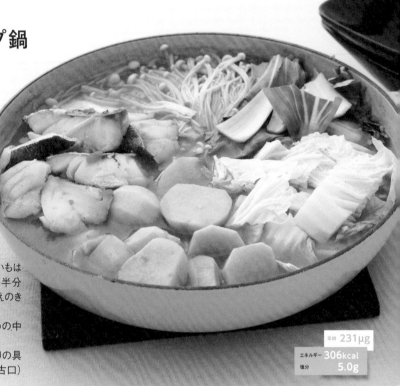

葉酸 231μg
エネルギー 306kcal
塩分 5.0g

アスパラガスと
ブロッコリーのチヂミ

〝たたき野菜〟の食感が新鮮!

材料
グリーンアスパラガス…80g
ブロッコリー…80g
玉ねぎ…50g
えのきだけ…50g
ごま油…適量
A ┌ 水…1/2カップ
  │ 小麦粉…大さじ5
  │ きな粉…大さじ2
  └ 天然塩…少々
★韓国だれ
長ねぎ(みじん切り)…小さじ2
すり白ごま…小さじ1
しょうゆ…大さじ1強
米酢…大さじ1
粉とうがらし…少々

作り方
1 アスパラガスと小房に分け
たブロッコリーは、茎の部分をす
りこ木などでたたいてつぶす。
アスパラガスは7~8cm長さに
切り、ブロッコリーは小房を縦に
2~3等分に裂く。玉ねぎは薄
切りに、えのきは長さを半分に
切る。
2 ボウルにAをさっくりまぜ、1
を加えてさっとまぜる。
3 フッ素樹脂加工のフライパ
ンにごま油を熱し、2を8cmくらい
の円形になるように薄く流し入
れ、両面をこんがり焼く。
4 器に盛り、まぜ合わせたたれ
を添える。　　　(カノウ)

葉酸 207μg
エネルギー 179kcal
塩分 1.8g

わかめナムル

電子レンジでパパッとできるのも☺

材料
わかめ（塩蔵・もどしたもの）
　…100g
えのきだけ…1袋
A ┌ しょうゆ…大さじ1/2
　│ しょうが（すりおろし）
　│ 　…小さじ1
　│ 酢、ごま油…各大さじ1
　└ すり白ごま…大さじ1/2

作り方
1　わかめは一口大に切って電子
レンジで1分30秒ほど加熱し、冷
ます。えのきは半分に切って根元
をこまかくほぐし、電子レンジで1分
弱加熱する。
2　ボウルにAをまぜ合わせ、食べ
る直前に1をあえる。好みで糸とう
がらしをのせる。　　　　（ほりえ）

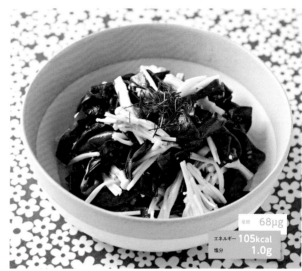

葉酸 68μg
エネルギー 105kcal
塩分 1.0g

かぼちゃナムル

抗酸化作用のあるビタミンEも豊富

材料
かぼちゃ…1/8個
にんにく（すりおろし）…少々
A ┌ ポン酢しょうゆ、
　│ 　すり白ごま
　└ 　…各大さじ1
ごま油…小さじ2

作り方
1　かぼちゃは一口大の薄切りに
する。
2　フライパンにごま油、にんにく
を入れて熱し、香りが立ったら1を
並べ、両面をじっくり焼いて火を通
す。
3　あら熱がとれたらAをからめる。
　　　　　　　　　　　　（鯉江）

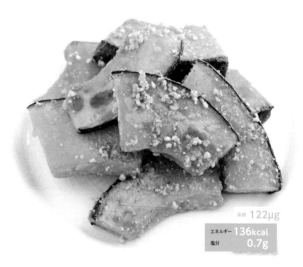

葉酸 122μg
エネルギー 136kcal
塩分 0.7g

菜の花とひじきの白あえ風

くずしどうふのあえ衣でスピード調理！

材料
菜の花…1/2束
鶏ささ身…1本
芽ひじき（乾燥）…大さじ2
木綿どうふ…1/2丁（150g）
A ┌ しょうゆ…大さじ1と1/2
　│ ごま油…大さじ2
　│ 酢…小さじ2
　└ 砂糖…小さじ1

作り方
1　ささ身は横から切り込みを入れ
て開き、耐熱容器に入れ、ラップを
かけて電子レンジで3〜4分加熱
する。冷めたらこまかくほぐす。
2　芽ひじきはぬるま湯につけても
どす。
3　鍋に湯を沸かし、とうふをさっと
ゆで、ざるに上げる。つづけて菜
の花をゆでて水にとり、さらに芽ひ
じきをゆで、ざるに上げる。
4　菜の花は3cm長さに切り、1、
芽ひじき、くずしたとうふと合わせ、
Aを加えてよくまぜる。　　（森）

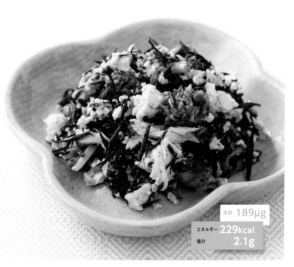

葉酸 189μg
エネルギー 229kcal
塩分 2.1g

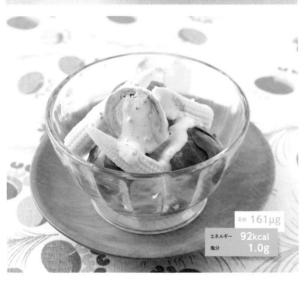

水菜とのりのじゃこサラダ

砂糖をパラリと振ってベトナム風アレンジ

材料
水菜…150g
ちりめんじゃこ…大さじ3
焼きのり…適量
しょうゆ、砂糖
　…各小さじ1/2
ごま油…小さじ1

作り方
1　水菜は3〜4㎝長さに切って
キッチンペーパーで包み、冷蔵庫
でパリッと冷やす。
2　フライパンにごま油を熱し、ちり
めんじゃこを入れ、弱火でカリカリ
にいためる。
3　器に1を盛り、のりをちぎっての
せ、しょうゆを振る。砂糖も手でパ
ラパラと振る。熱々の2をジュッと
回しかけ、全体をさっくりまぜる。
（舘野）

葉酸 148μg
エネルギー 59kcal
塩分 0.8g

芽キャベツとヤングコーンの
マスタードヨーグルトソース

さっぱり大人味のソースは覚えて損なし

材料
芽キャベツ…5個（100g）
ヤングコーン…6本（70g）
A［粒マスタード…小さじ1
　マヨネーズ…大さじ1
　プレーンヨーグルト
　　…大さじ2
　塩…小さじ1/4

作り方
1　鍋に湯を沸かして塩少々（分
量外）を加え、芽キャベツを入れて
3分ゆで、ヤングコーンも加えてさ
らに1分ゆでて冷水にとる。水けを
ふき、芽キャベツは縦半分に、ヤン
グコーンは斜め半分に切る。
2　ボウルにAをまぜ合わせ、1を
あえる。
（中村）

葉酸 161μg
エネルギー 92kcal
塩分 1.0g

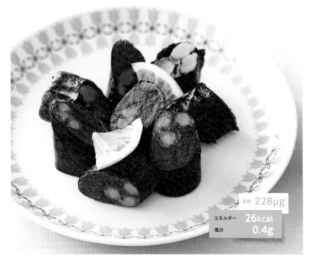

春菊のり巻き

さわやかな香りと食感は口直しにぴったり

材料
春菊…1束（200g）
焼きのり（全形）…1枚
しょうゆ…少々
レモン（いちょう切り）…少々
ポン酢しょうゆ…少々

作り方
1　春菊はさっとゆでて水にとり、
冷まして軸と葉を交互に合わせる
ように1束にまとめて水けをきる。
しょうゆをかけ、さらに軽くしぼる。
2　のりで巻き、1分ほどおいてな
じませてから一口大に切る。器に
盛ってレモンをのせ、ポン酢しょう
ゆを添える。
（舘野）

葉酸 228μg
エネルギー 26kcal
塩分 0.4g

ベビーリーフと
鶏ささ身のサラダ
フレッシュ野菜の栄養をそのままサラダに

材料
ベビーリーフ…1袋(40g)
鶏ささ身…1本
玉ねぎ…1/4個
パプリカ(黄)…1/2個
A 酢…大さじ1
　 オリーブ油…大さじ2
　 しょうゆ、ねりわさび
　　 …各小さじ1/2
　 きび砂糖、塩
　　 …各小さじ1/4

作り方
1 ささ身は塩と酒各少々(分量外)を加えた熱湯でゆで、あら熱をとってほぐす。
2 玉ねぎとパプリカは薄切りにし、ベビーリーフとともに水にさらし、水けをきる。
3 ボウルにAをまぜ合わせ、1、2を加えてあえる。　　(鯉江)

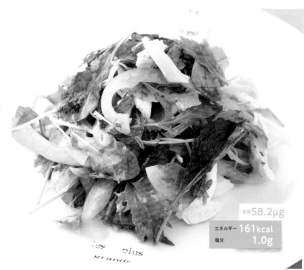

葉酸 58.2μg
エネルギー 161kcal
塩分 1.0g

ボイル野菜の納豆ドレッシング
新感覚納豆ドレッシングに感動☆

材料
かぼちゃ…200g
さやいんげん…4〜5本
スナップえんどう…4〜5本
A 納豆…1パック
　 ちりめんじゃこ
　　 …大さじ1
　 青じそ(刻んだもの)
　　 …2枚
　 しょうゆ、米酢、砂糖
　　 …各小さじ1
　 ごま油…少々

作り方
1 かぼちゃは適当な大きさに切り、いんげんは斜め半分に切る。鍋に湯を沸かして塩少々(分量外)を加え、かぼちゃ、いんげん、スナップえんどうをゆで、器に盛る。
2 Aをまぜ合わせてドレッシングを作り、1にかける。好みでいり黒ごまを振る。　　(井澤)

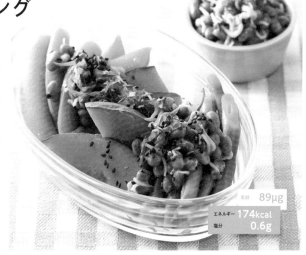

葉酸 89μg
エネルギー 174kcal
塩分 0.6g

めかぶとのりのおやき
海藻の塩け&ごま油の香りがクセになる

材料
めかぶ(味つき)…100g
大豆缶(ドライパック)
　…30g
焼きのり(全形)…2枚
青じそ(刻んだもの)
　…2〜3枚
ちりめんじゃこ…大さじ1
小麦粉…大さじ2
油、ごま油…各適量

作り方
1 のりはポリ袋の中でもみ、めかぶ、大豆、青じそ、ちりめんじゃこを加えてまぜる。
2 小麦粉を加えてまぜ、水大さじ2を加えてさらになめらかになるまでまぜる。
3 フライパンに油とごま油を熱し、2をスプーンで落とし入れ、両面をこんがり焼く。　　(ほりえ)

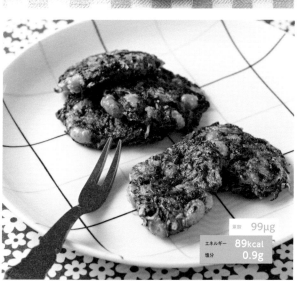

葉酸 99μg
エネルギー 89kcal
塩分 0.9g

安産
Recipe **2**

貧血を防いで赤ちゃんに栄養を届ける

妊娠中は血液の量がふえるため、血液が薄くなって貧血になりやすい状態に。
貧血は、赤ちゃんの発育にも影響します。毎日の食事で鉄を補給しましょう。

Keyword

鉄

妊娠中〜授乳期までの推奨摂取量(mg/1日)

妊娠前	妊娠初期	妊娠中期	妊娠後期	授乳期
10.5	9	16	16	9

妊娠前は月経あり

妊娠中期からは、妊娠前の倍ほどの「鉄」が必要!

鉄欠乏性貧血になると、動悸やめまいなどの症状だけでなく、赤ちゃんの発育に影響が出たり、産後の母体の回復に影響したりするおそれも。また、妊娠後期からは摂取した鉄が赤ちゃんの体内に貯蔵され、成長に欠かせない栄養となります。母乳の原料となるのも血液。妊娠中から産後まで、貧血対策はママの食事の最大テーマです。

✕

ビタミンC

非ヘム鉄と組み合わせて吸収率を高めて

野菜や大豆製品、海藻などに含まれる非ヘム鉄は、ビタミンCといっしょにとることで吸収率がアップします。ブロッコリーやパプリカ、かんきつ類など、ビタミンCが豊富な食材との組み合わせで、効率よく鉄を摂取しましょう。

貧血を防ぐための **3** つのポイント

1 吸収率の高いヘム鉄を積極的に

動物性食品に含まれるヘム鉄と植物性食品に含まれる非ヘム鉄では、吸収率に大きな差があります。ヘム鉄の吸収率約25%に対して、非ヘム鉄では3〜5%。貧血予防には、赤身の魚、牛赤身肉、卵などに含まれるヘム鉄を積極的にとることが大切です。

2 たんぱく質が不足しないようにする

貧血予防には、鉄だけでなくたんぱく質も重要。たんぱく質は赤血球中のヘモグロビンの材料になるほか、鉄の吸収をよくする働きもあるためです。肉や魚介のほか、卵、大豆製品、乳製品、のり、かつお節なども必須アミノ酸のバランスがよい良質なたんぱく質です。

3 赤血球の生成を助ける葉酸をとる

貧血の9割は鉄欠乏性貧血。ただ、葉酸やビタミンB12不足によって起こる貧血にも注意が必要です。特に葉酸は、胎児の成長に欠かせない栄養素。緑の野菜や大豆もやし、のり、わかめなどに含まれる葉酸、魚介類などに豊富なビタミンB12も意識してとって。

 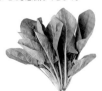

雑穀スープ

とろとろ食感のやさしい味わい♪
おなかをじんわりあたためて

材料
雑穀ミックス…大さじ4〜5
じゃがいも…1個
長ねぎ…1本
固形スープ…1個
あらびき黒こしょう、パルメザンチーズ…各適量

作り方
1 じゃがいもは1㎝角に切り、ねぎは縦半分に切ってから1㎝長さに切る。
2 鍋に水3カップ、**1**、雑穀ミックス、固形スープを入れて強火にかけ、煮立ったら弱火にして30〜40分煮る。
3 器に盛って、こしょう、パルメザンチーズを振る。

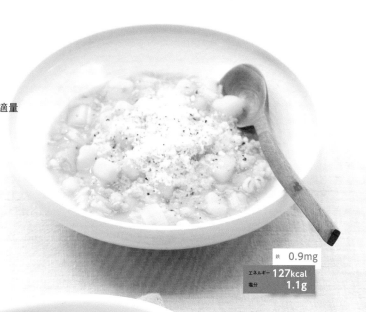

鉄 **0.9mg**
エネルギー **127kcal**
塩分 **1.1g**

鉄 **3.0mg**
エネルギー **274kcal**
塩分 **2.1g**

鮭とほうれんそうの和風グラタン

長いもで作る簡単ホワイトソースで
さっぱり軽い口当たりに仕上がります

材料
生鮭…2切れ
ほうれんそう…1束
長いも…150g
しょうゆ、小麦粉
　…各大さじ1/2
塩、こしょう…各少々
みそ…大さじ1/2
マヨネーズ…大さじ1
バター…小さじ2と1/2

作り方
1 鮭は骨を除き、半分に切って、しょうゆをまぶす。
2 **1**の水けをふき、小麦粉を薄くまぶし、バター小さじ1と1/2を熱したフライパンでこんがり焼く。
3 ほうれんそうは3㎝長さに切ってゆで、冷水にとって水けをしぼる。ほぐして、塩、こしょう、バター小さじ1であえ、電子レンジで1分ほど加熱する。
4 長いもはポリ袋に入れ、すりこ木などでたたいてつぶし、みそとマヨネーズを加えてまぜる。
5 耐熱容器に**3**を敷き、鮭を並べて**4**をかけ(ポリ袋の角をカットしてしぼり出すと簡単)、オーブントースターで10〜15分、焼き目がつくまで焼く。　　　（ほりえ）

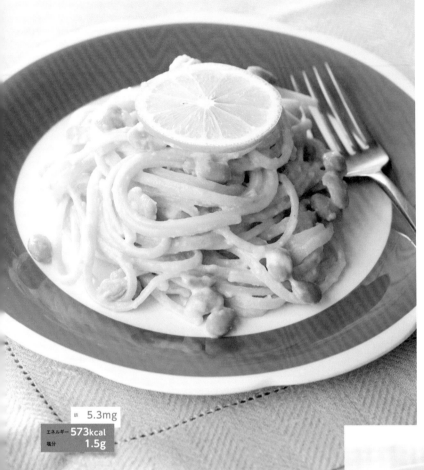

枝豆の豆乳カルボナーラ

緑あざやかな枝豆と黄色い卵で
良質なたんぱく質をヘルシーに

材料

パスタ（好みのもの）…160g
枝豆（さやつき）…200g
卵…2個
A┌ 豆乳（調製）…大さじ4
 │ 粉チーズ…大さじ2
 └ 塩、こしょう…各少々
レモン（輪切り）…2枚

●豆乳は「調製」のほうが加熱したときに
　分離するのを防げます。

作り方

1 パスタは塩少々（分量外）を加えた熱湯
で、袋の表示時間どおりにゆでる。枝豆はゆ
でてさやから出す。

2 ボウルに卵を割りほぐし、Aを加えてまぜ
合わせる。

3 フライパンに2を入れて弱火で熱し、と
ろっとしてなめらかになるまで5分ほど煮る。1
を加えてまぜ、器に盛り、レモンを添える。好
みであらびき黒こしょうを振っても。　（鯉江）

鉄 5.3mg
エネルギー **573kcal**
塩分 **1.5g**

アボカドと納豆の磯辺あえ

ビタミン・ミネラルが豊富なトリオ

材料

アボカド…1/2個
納豆…1パック
焼きのり（8枚切り）…2枚
しょうゆ…小さじ1/4
亜麻仁油（またはオリーブ
　油）…小さじ1

作り方

1 アボカドは食べる直前に種と皮を除
いて、一口大に切る。

2 納豆にのりをちぎって加える。

3 1と2をあえて器に盛り、亜麻仁油、
しょうゆをかける。　　（鯉江）

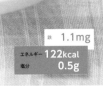

鉄 1.1mg
エネルギー **122kcal**
塩分 **0.5g**

カキとクレソンのパスタ
ソテーしたぷりぷりのカキを最後に加えて

材料
スパゲッティ…150g
カキ…150g
クレソン…2束
にんにく…1かけ
赤とうがらし…1本
小麦粉、オリーブ油…各大さじ1

作り方
1 カキはかたくり粉（分量外）をまぶして水を注ぎ、すくい上げるようにしてざるに上げ、キッチンペーパーで水けをふく。
2 クレソンは葉をつみ、茎は斜め切りにする。にんにくはつぶし、赤とうがらしは種を抜く。
3 フライパンにオリーブ油、にんにく、赤とうがらしを入れて熱し、小麦粉をまぶしたカキを加えてこんがり焼く。半分とり出し、残りはへらであらくつぶす。
4 鍋にたっぷりの湯を沸かして1％の塩（分量外）を加え、スパゲッティを袋の表示時間どおりにゆでる。ゆで上がりにクレソンの茎を加え、ともにざるに上げる。
5 **3**のフライパンに**4**を入れてあえ、クレソンの葉、とり出したカキを加えてざっとまぜる。
（ほりえ）

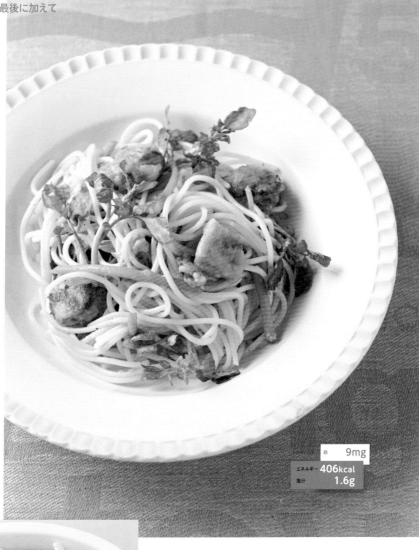

鉄 **9mg**
エネルギー **406kcal**
塩分 **1.6g**

鉄 **0.6mg**
エネルギー **133kcal**
塩分 **0.4g**

コールスローサラダ
マヨネーズを使わないヘルシーレシピ

材料
キャベツ…1/6個
にんじん…1/3本
粒コーン…大さじ3（40g）
A ┌ プレーンヨーグルト…大さじ3
　│ はちみつ…大さじ1/2
　│ オリーブ油…小さじ2
　│ 酢…小さじ1
　│ 塩…ひとつまみ
　└ こしょう…少々

作り方
1 キャベツ、にんじんはせん切りにする。コーンは汁けをきる。
2 ボウルに**A**をまぜ合わせ、**1**を加えてあえる。（鯉江）

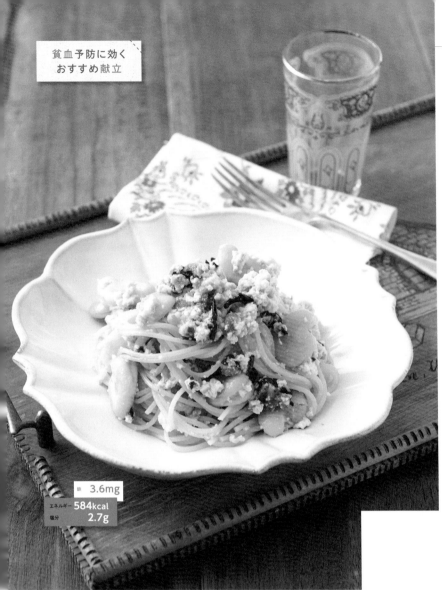

鉄 3.6mg
エネルギー **584kcal**
塩分 **2.7g**

くずしどうふと そら豆の たらこパスタ

ふわふわのくずしどうふが
満腹感アップの立て役者

材料
スパゲッティ（1.4mm太さのもの）
　…160g
木綿どうふ…2/3丁（200g）
そら豆（さやなし）…100g
たらこ…大1/2腹（60g）
A┌ 塩こぶ…10g
　│ レモン汁…大さじ1
　│ オリーブ油…大さじ2
　└ こしょう…少々

作り方
1 とうふはふきんや厚手のキッチンペーパーで包み、ぎゅっとしぼって水けをきる。そら豆はさやから出し、薄皮をむく。たらこは薄皮から身をかき出す。
2 大きめのボウルにとうふ、たらこ、**A**を入れてまぜ合わせる。
3 スパゲッティは塩少々（分量外）を加えた熱湯で、袋の表示時間どおりにゆでる。ゆで上がり2分前にそら豆も加え、ともにざるに上げる。
4 **2**に**3**を加えてあえる。（中村）

鉄 1.2mg
エネルギー **82kcal**
塩分 **0.8g**

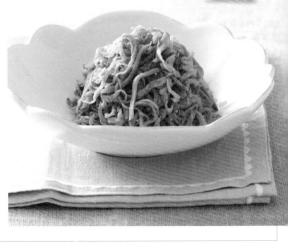

にんじんと切り干し大根の カレーいため

ビタミンA・Eも豊富！ 多めに作って常備を

材料
（作りやすい分量・4人分）
切り干し大根…40g
にんじん…1/2本
アーモンド…5粒
塩…小さじ1/2
カレー粉…小さじ1〜2
油…大さじ1

作り方
1 切り干し大根は水1/4カップにつけてもどし、しぼる。もどし汁はとっておく。にんじんは2cm長さのせん切りにする。
2 アーモンドはあらく刻む。
3 鍋に油を入れて熱し、切り干し大根、にんじん、**2**を加えていためる。全体がしんなりしたら、切り干し大根のもどし汁、塩、カレー粉を加え、汁けがなくなるまでいためる。
（阪口）

あさりとモロヘイヤの豆乳めん

コクのある豆乳スープで食べる新感覚うどん

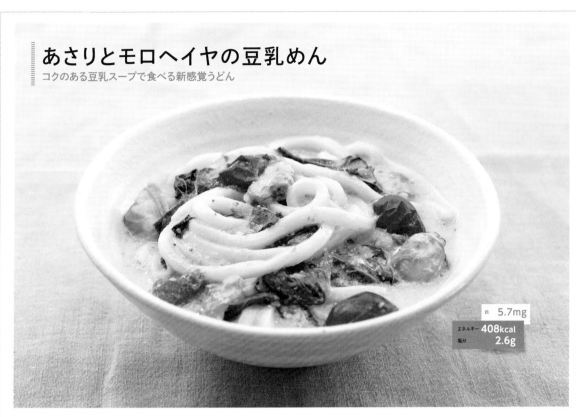

鉄 **5.7mg**
エネルギー **408kcal**
塩分 **2.6g**

材料

ゆでうどん…2玉
あさり…200g
モロヘイヤ…1束
ミニトマト…5個
豆乳…1カップ
鶏ガラスープのもと…大さじ1/2
すり白ごま…大さじ2

作り方

1 あさりは砂出しし、殻をこすり合わせて洗う。モロヘイヤは葉をつむ。ミニトマトは半分に切る。
2 鍋に水1と1/2カップ、あさりを入れて火にかけ、あさりの口があいたらとり出し、殻をはずす。
3 2の鍋に豆乳、鶏ガラスープのもと、うどん、モロヘイヤ、ミニトマトを加えて再び火にかけ、煮立つ直前に弱火にして2～3分煮て、あさりを戻し入れる。ごまを加えて火を止める。（ほりえ）

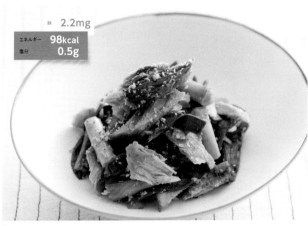

鉄 **2.2mg**
エネルギー **98kcal**
塩分 **0.5g**

なまり節とにらのごまあえ

ごま油で香りよく焼いて、青魚のくさみをオフ

材料

なまり節…60g
にら…1束（100g）
A ┌ だし…大さじ2
  │ しょうゆ…小さじ1
  └ すり白ごま…5g
ごま油…小さじ1

作り方

1 フライパンにごま油を中火で熱し、なまり節をこんがりと焼きつける。冷めたらほぐす。
2 鍋に湯を沸かし、にらを色よくゆでる。冷水にとって冷まし、水けをしぼって3cm長さに切る。
3 ボウルにAを合わせ、1、2を加えてよくあえる。
（検見﨑）

えのきとほうれんそうの和風ボンゴレ

あさりのだしをきかせた滋味深い味わい

材料
ペンネ…120g
えのきだけ…100g
ほうれんそう…100g
あさり…150g
にんにく、しょうが…各1かけ
オリーブ油…大さじ1
A ┌ 酒、しょうゆ…各小さじ2

作り方
1 えのき、ほうれんそうは3〜4cm長さに切る。
2 にんにく、しょうがはあらみじんに切る。
3 フライパンにオリーブ油、2を入れて弱火でいため、砂出ししたあさり、Aを加えてふたをし、2〜3分蒸し煮にする。貝の口がほぼあいたら火を止める。
4 鍋にたっぷりの湯を沸かして塩少々(分量外)を加え、袋の表示時間どおりにペンネをゆでる。ゆで上がり30秒前に1を加え、ともにざるに上げる。
5 3に加えてひとまぜして器に盛る。
(舘野)

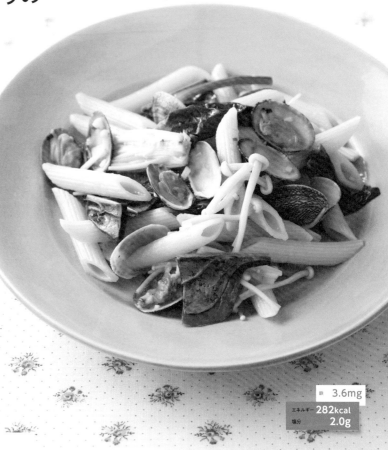

鉄	3.6mg
エネルギー	282kcal
塩分	2.0g

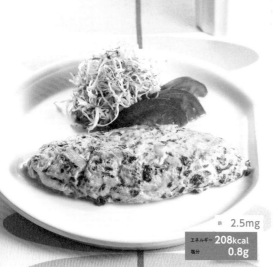

鉄	2.5mg
エネルギー	208kcal
塩分	0.8g

青菜と豆乳入りオムレツ

まろやかな豆乳がふんわり食感の決め手

材料
A ┌ 卵…3個
　├ 豆乳…1/4カップ
　└ 塩、こしょう…各少々
ほうれんそう…1/4束
玉ねぎ…1/4個
キャベツ…2枚
パセリ(みじん切り)…少々
トマト…1/2個
油…小さじ2
バター…小さじ1

作り方
1 ほうれんそうはゆでて、こまかく刻む。玉ねぎは薄切りに、キャベツはせん切りに、トマトは1cm厚さの薄切りにする。
2 ボウルにAをよくまぜ合わせ、ほうれんそうを加えてまぜる。
3 フライパンに油とバターを熱し、玉ねぎの半量をいため、玉ねぎが透き通ってきたら2の半量を入れ、まわりからよくまぜ合わせる。半熟状になったら形をととのえ、器に盛る。もう1個も同様に焼く。
4 キャベツとパセリを合わせたものとトマトを添える。
(大越)

かつおのピリ辛ステーキ丼

赤身の魚で貧血予防&赤ちゃんの脳を育てる

材料
あたたかい発芽玄米ごはん
　…茶わん2杯分
かつお（刺し身用）
　…1さく（160g）
塩、かたくり粉…各適量
玉ねぎ…1/6個
きゅうり…1/2本
スプラウト…1パック
A［コチュジャン、酒、しょうゆ
　…各小さじ2
ごま油、すり白ごま
　…各小さじ2

作り方
1　かつおは1cm厚さに切り、両面に均一に塩を振る。10分ほどおいてキッチンペーパーで水けをふき、かたくり粉をまぶす。
2　玉ねぎは薄切り、きゅうりはせん切りにする。スプラウトは根を切り落として水にさらし、水けをしっかりきる。
3　器にごはんを盛り、2をのせる。
4　フライパンにごま油を熱し、1を並べて両面を焼き、3にのせる。同じフライパンにAを合わせて熱し、3にかけ、ごまを振る。　（ダンノ）

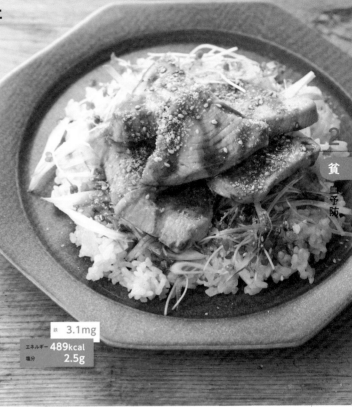

鉄 3.1mg
エネルギー 489kcal
塩分 2.5g

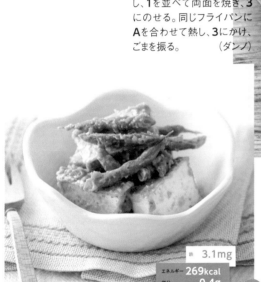

鉄 3.1mg
エネルギー 269kcal
塩分 0.4g

厚揚げといんげんの ピーナッツバターあえ

香ばしいピーナッツの風味が食欲をそそる

材料
厚揚げ…1枚
さやいんげん…6本
A［ピーナッツバター、
　豆乳（または牛乳）
　…各大さじ2
　しょうゆ…小さじ1/2

作り方
1　フライパンを中火で熱し、厚揚げを両面に軽く焼き色がつくまで焼き、縦2等分にし、さらに7～8mm厚さに切る。
2　いんげんは塩少々（分量外）を入れた湯で2分ほどゆで、食べやすい長さに切る。
3　ボウルにAをまぜ合わせ、1、2を加えてあえる。　（ワタナベ）

卵どうふのねばねば野菜のっけ

長いも、モロヘイヤのトロトロ食材で疲労回復

材料
卵どうふ…2個
長いも…5cm
モロヘイヤ…1束
オクラ…2本
めかぶ（味つき）
　…1パック
一味とうがらし…適量

作り方
1　長いもはすりおろす。
2　モロヘイヤは葉をつみ、オクラとともにさっとゆでてこまかく刻み、めかぶを加えてまぜ合わせる。
3　器に卵どうふを盛り、1と2をのせ、一味とうがらしを振る。　（鯉江）

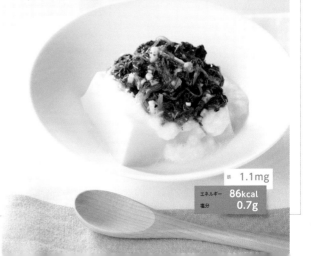

鉄 1.1mg
エネルギー 86kcal
塩分 0.7g

じゃこと桜えびの
お茶炊き込みごはん

茶葉を使って香り高いごはんに

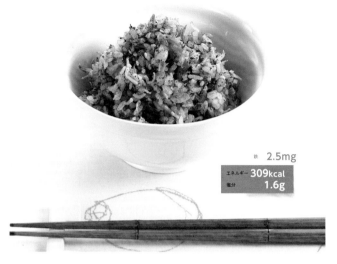

鉄 2.5mg

エネルギー	309kcal
塩分	1.6g

材料（作りやすい分量）

米…360mℓ（2合）

A┌ ちりめんじゃこ…50g
　│ 桜えび…40g
　│ いり白ごま…大さじ3
　└ 緑茶の茶葉…大さじ2

B┌ 塩…小さじ1/3
　│ こぶ茶…小さじ1
　└ 酒…大さじ1

作り方

1 炊飯器に洗った米、A を入れ、全体をまぜる。

2 2の目盛りまで水を注いでBを合わせ、ふつうに炊く。

3 炊き上がったら全体をまぜ、器に盛る。　（大越）

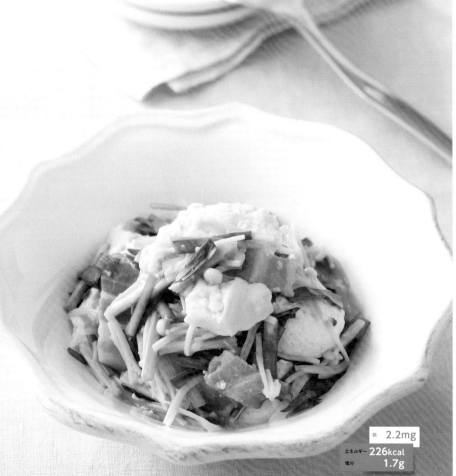

にらどうふ

少量のベーコンで
うまみをプラス

材料

木綿どうふ…1丁（300g）

にら…1/2束（50g）

えのきだけ…100g

ベーコン…2枚

A┌ 鶏ガラスープのもと
　│ 　…小さじ1
　│ 酒、水…各大さじ1
　│ 塩…小さじ1/4
　└ 砂糖…小さじ2

ごま油…小さじ1

作り方

1 えのきは3cm長さに切る。ベーコンは1cm幅に切る。

2 にらは3cm長さに切る。

3 フライパンにごま油を熱して1をさっといため、Aを加えてふたをし、2～3分蒸し煮にする。

4 とうふをスプーンで大きくすくい入れ、ふたをして1～2分蒸し煮にする。

5 仕上げに2を散らし入れ、ひとまぜする。　（舘野）

鉄 2.2mg

エネルギー	226kcal
塩分	1.7g

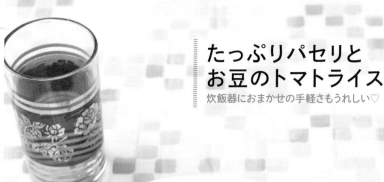

たっぷりパセリと
お豆のトマトライス
炊飯器におまかせの手軽さもうれしい♡

材料（作りやすい分量）
米…360mℓ（2合）
ひよこ豆（水煮）…120g
パセリ（あらめのみじん切り）
　…10g
トマトソース缶
　（食塩無添加）
　…1缶（285g）
卵…人数分
A┌顆粒スープ（コンソメ）
　│　…小さじ1
　│塩…小さじ2/3
　└こしょう…少々
バター…15g
油…少々

作り方
1　米は洗ってざるに上げる。
2　炊飯器に米を入れ、トマト
ソースを加え、2の目盛りまで水
を注いでAをまぜる。ひよこ豆を
のせてふつうに炊く。
3　炊き上がったらバターとパセ
リをまぜ、器に盛る。
4　フライパンに油を熱して、卵
を割り入れて目玉焼きを作り、3
にのせる。あればパセリのみじん
切りを振る。　　　　（中村）

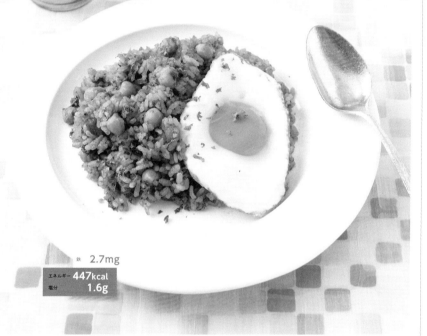

鉄　2.7mg
エネルギー **447kcal**
塩分　**1.6g**

あさりとチンゲンサイの
ガーリックナンプラーいため
にんにくの香りをきかせたアジアンテイスト

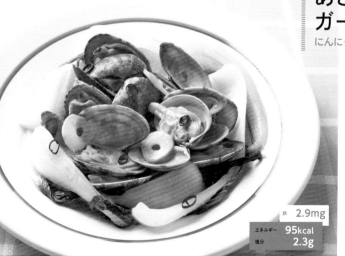

鉄　2.9mg
エネルギー **95kcal**
塩分　**2.3g**

材料
あさり…300g
チンゲンサイ…1株
にんにく…1かけ
赤とうがらし（小口切り）
　…少々
ナンプラー…大さじ1/2
酒、油…各大さじ1

作り方
1　あさりは塩水に2〜3時
間つけて砂出しし、殻をこす
り合わせて洗う。チンゲンサ
イは根元を切り落とす。にん
にくは薄切りにする。
2　フライパンに油を弱火で
熱し、にんにくと赤とうがらし
を入れ、香りが立ったら1のあ
さりと酒を加えてふたをし、1
〜2分蒸し煮にする。
3　あさりの口があいたらチン
ゲンサイ、ナンプラーを加えて
いため合わせる。　　（中村）

豚肉と小松菜の
しゃぶしゃぶ

準備がラクで野菜もたっぷり
食べられる鍋は、妊婦の味方

材料
豚もも薄切り肉
　（しゃぶしゃぶ用）…50g
豚ロース薄切り肉
　（しゃぶしゃぶ用）…150g
小松菜…300g
しめじ…1パック
こぶ…20cm

作り方
1 土鍋にこぶと水6カップを入れ、
30分以上おく。
2 小松菜は長さを2〜3等分にし、
しめじは小房に分け、豚肉とともに
器に盛る。
3 卓上で**1**を火にかけ、煮立ってき
たら、肉、小松菜、しめじを入れ、火を
通しながらたれをつけて食べる。
（藤井）

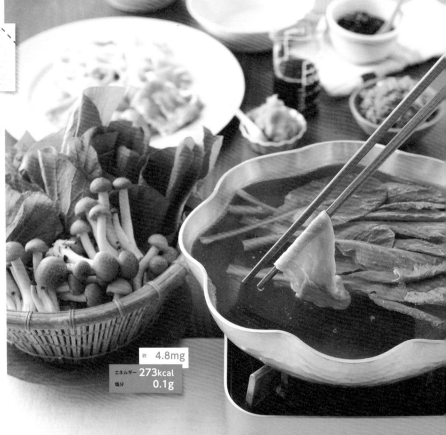

鉄 **4.8mg**
エネルギー **273kcal**
塩分 **0.1g**

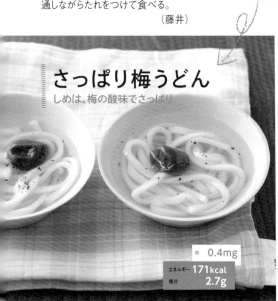

さっぱり梅うどん

しめは、梅の酸味でさっぱり

鉄 **0.4mg**
エネルギー **171kcal**
塩分 **2.7g**

作り方
鍋の具材をすべて食べたら、冷凍うどん1と1/2玉を加え
て煮る。器に塩、こしょう各少々と梅干し1個ずつを入れ、
鍋の煮汁を注ぎ、うどんを盛りつける。

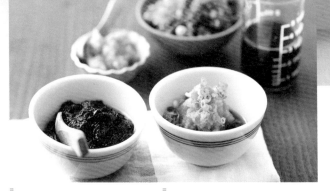

韓国風のりだれ

ごはんやうどんにのせても
おいしい万能だれ

材料
焼きのり（全形）…5枚
にんにく（すりおろし）…1かけ
はちみつ…小さじ1
しょうゆ、ごま油…各大さじ2

作り方
のりはもみのりにし、すべての材料
をまぜ合わせる。

ポン酢だれ

辛いのが苦手な人は、
とうがらし抜きでも

材料
ポン酢しょうゆ…1カップ
A｜大根おろし（水けをきる）…1/2カップ
　｜かんずり（とうがらし調味料）…小さじ1
細ねぎ…10本

作り方
ポン酢しょうゆ、まぜ合わせた**A**、小口切り
にした細ねぎを、それぞれ器に盛る。好み
でポン酢、**A**、細ねぎを合わせる。

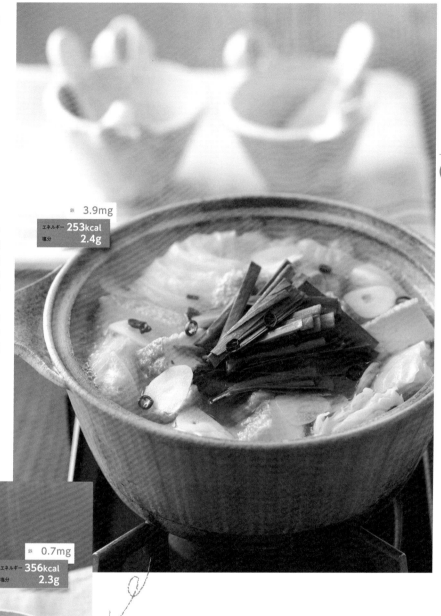

塩ちゃんこ鍋

肉や魚を入れなくても
厚揚げのうまみで、満足!

材料
厚揚げ…1枚(200g)
キャベツ…1/2個
にら…1束
にんにく…1かけ
赤とうがらし…1本
A だし…4カップ
　みりん…大さじ1
　塩…大さじ1/2

作り方
1 厚揚げは熱湯をかけ、縦半分
に切って1cm厚さに切る。キャベ
ツはざく切りに、にらは5～6cm長
さに切る。にんにくは薄切りに、赤
とうがらしは種をとって小口切り
にする。
2 鍋にAと1のにんにく、赤とう
がらし、厚揚げを入れて火にか
け、煮立ったらキャベツ、にらも加
え、煮えたものから食べる。

(藤井)

鉄 3.9mg
エネルギー 253kcal
塩分 2.4g

鉄 0.7mg
エネルギー 356kcal
塩分 2.3g

こくうまラーメン

とき卵を回し入れて、かき玉風にしても美味

作り方
鍋の具材をすべて食べたら、さっとゆで
て洗っておいた中華めん2玉を入れ、煮
立ったら火を止める。器に盛り、いり白ご
ま少々を振る。

牛肉とクレソン、グレープフルーツのサラダ

野菜とフルーツのビタミンCが鉄の吸収を促進

材料
牛ロース薄切り肉…150g
クレソン…1束
パプリカ(赤)…1/2個
グレープフルーツ…小1/2個
塩、こしょう…各少々
A 亜麻仁油
　　(またはオリーブ油)
　　…大さじ2
　　グレープフルーツのしぼり汁
　　…小1/2個分
　　(1/4カップ)
　　塩、こしょう…各少々
　　はちみつ…小さじ1

鉄 2.8mg
エネルギー 345kcal
塩分 1.1g

作り方
1　クレソンは5cm長さに切り、パプリカは薄切りにし、しっかり水けをきる。グレープフルーツは薄皮をむいて実をとり出す。すべてを彩りよく器に盛る。
2　牛肉は5cm長さに切って、塩、こしょうを振り、フッ素樹脂加工のフライパンで焼く。火が通ったら1の上に盛り、まぜ合わせたAをかける。　　　　(鯉江)

豚肉のソテー サルサソース

ビタミンB₁が豊富な豚肉に香味野菜を添えて

鉄 1.5mg
エネルギー 264kcal
塩分 1.4g

材料
豚ロース薄切り肉…160g
にんにく(薄切り)…1かけ
トマト…1個
玉ねぎ1/2個
ピーマン…1個
A レモン汁…大さじ1
　　パセリ(みじん切り)…大さじ2
　　塩…小さじ1/3
塩、こしょう…各少々
小麦粉…適量
オリーブ油…大さじ1
レタス…2枚
きゅうり(斜め薄切り)…1/2本

作り方
1　豚肉は筋を切り、塩、こしょうを振って、小麦粉をまぶす。
2　トマトは1cm角に切り、玉ねぎとピーマンはみじん切りにし、Aとまぜ合わせる。
3　フライパンにオリーブ油、にんにくを入れて熱し、にんにくがこんがりと焼けたらとり出し、1を入れて両面を焼く。
4　器に豚肉を盛り、にんにくを散らして2をかけ、ちぎったレタスときゅうりを添える。　　　　(鯉江)

材料
鶏胸肉…1枚
ほうれんそう…100g
焼きのり（全形）…1枚
スライスチーズ…1枚
塩、こしょう、小麦粉…各少々
酒、めんつゆ（ストレート）…各大さじ1
水どきかたくり粉…小さじ2
トマト…1個

作り方
1 鶏肉は厚みが均等になるように開き、塩、こしょうを振り、小麦粉をまぶす。ほうれんそうはゆでて、水けをきる。チーズは半分に切る。
2 ラップを広げて鶏肉をのせ、のり、ほうれんそう、チーズを均等にのせ、手前からロール状に巻いて、ラップの両端をきっちりねじりとめる。さらにアルミホイルでくるんで、両端をとめる。
3 蒸気の上がった蒸し器で20分ほど蒸して、適当な大きさに切り分ける。
4 出てきた蒸し汁と酒、めんつゆを鍋に入れ、沸騰したら水どきかたくり粉でとろみをつける。
5 器に3と薄切りにしたトマトを盛り合わせ、4のたれをかける。　　　　　　　　　　　（大越）

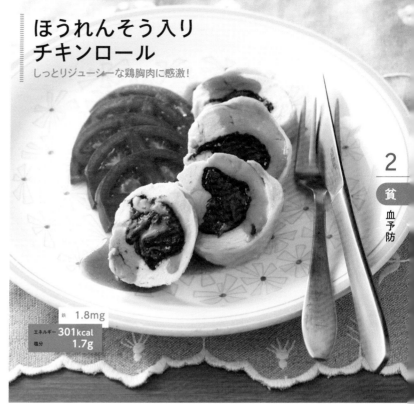

ほうれんそう入り
チキンロール
しっとりジューシーな鶏胸肉に感激！

鉄 1.8mg
エネルギー 301kcal
塩分 1.7g

焼き肉サラダ
野菜と交互に盛るテクで、栄養も彩りも

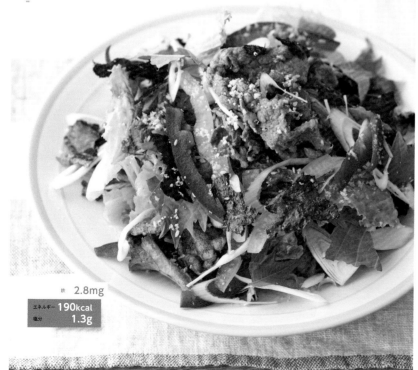

鉄 2.8mg
エネルギー 190kcal
塩分 1.3g

材料
牛赤身切り落とし肉…160g
焼き肉のたれ（市販）…大さじ2
サニーレタス…1〜2枚
青じそ…3枚
パプリカ（赤、黄）…合わせて1/4個
長ねぎ…3cm
ごま油…大さじ1/2
すり白ごま…適量
焼きのり…適量
★焼き肉のたれ（約3回分）を手作りする場合は、しょうゆ・酒各大さじ2、砂糖大さじ1、玉ねぎのすりおろし1/4個分、おろししょうが・おろしにんにく各小さじ1を合わせる。

作り方
1 牛肉は焼き肉のたれをもみ込み、10分以上おく。
2 レタス、青じそは手で食べやすい大きさにちぎり、パプリカは薄切り、ねぎは斜め薄切りにする。
3 フライパンにごま油を中火で熱し、1を入れ、さっと焼いて火を通す。器に肉と2を交互に盛り、ごまを振り、手でちぎったのりを散らす。　　　（ダンノ）

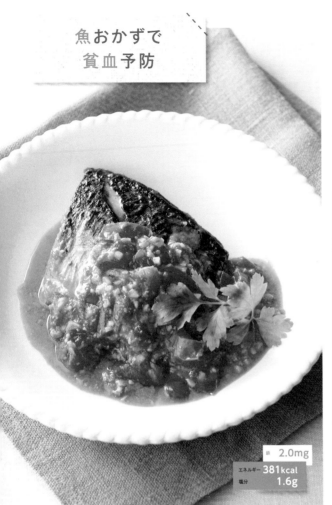

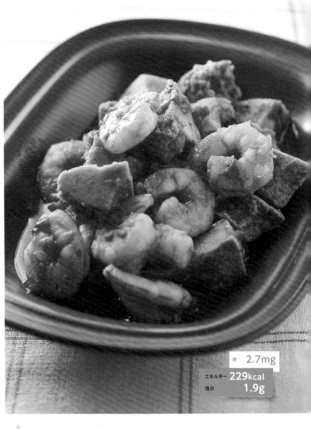

鉄 **2.0mg**

エネルギー	**381kcal**
塩分	**1.6g**

鉄 **2.7mg**

エネルギー	**229kcal**
塩分	**1.9g**

さばの
みそトマト煮

さばは血合い部分も食べて、鉄をゲット!

材料
さば…2切れ(200g)
トマト…2個
にんにく…1かけ
塩、こしょう…各少々
A 酒…大さじ2
  水…1/2カップ
B みそ、みりん
  …各大さじ2
オリーブ油…大さじ1

作り方
1 さばは塩、こしょうを振って10分ほどおき、キッチンペーパーで水けをふいて皮目に斜めの切り目を入れる。トマトは1〜2cm角に切る。にんにくはみじん切りにする。
2 フライパンにオリーブ油を熱し、さばを皮目から焼く。焼き色がついたら返し、にんにく、トマト、**A**を加える。
3 煮立ったら**B**を加え、ふたをしないで中火で10分ほど煮る。器に盛り、あればイタリアンパセリを添える。　　(鯉江)

高野どうふと
えびのトマト煮

高野どうふの鉄含有量は、大豆製品の中でもダントツ

材料
高野どうふ…2個(40g)
むきえび…150g
トマト缶…1/2缶(200g)
にんにく、しょうが…各1かけ
だし…1/2カップ
砂糖…小さじ1
しょうゆ(減塩)…小さじ2
豆板醤、こしょう…各少々
オリーブ油…小さじ1

作り方
1 高野どうふはたっぷりの水でもどし、水けをしぼって一口大に手でちぎる。にんにく、しょうがはみじん切りにする。
2 フライパンにオリーブ油を熱し、豆板醤、にんにく、しょうがをいため、高野どうふ、えびを加えてさらにいためる。
3 トマト、だしを加え、砂糖、しょうゆ、こしょうで調味し、ふたをして弱めの中火で20分ほど煮詰め、味を含ませる。　　(祐成)

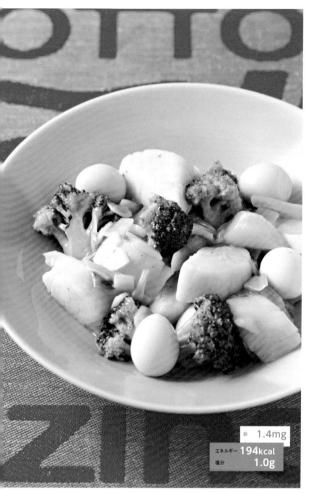

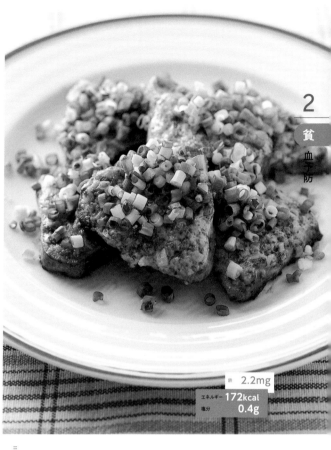

鉄 1.4mg
| エネルギー | 194kcal |
| 塩分 | 1.0g |

鉄 2.2mg
| エネルギー | 172kcal |
| 塩分 | 0.4g |

ほたてとブロッコリーの
うま煮

ごはんによく合う、中華風のあんが絶品

材料
ほたて貝柱（刺し身用）
　…150g
ブロッコリー…1/2個
うずら卵…5～6個
長ねぎ…10cm
にんにく、しょうが
　…各1かけ
A 鶏ガラスープのもと
　　…小さじ1
　紹興酒…大さじ1
　砂糖…小さじ1/2
　水…1/2カップ
かたくり粉…小さじ2
ごま油…大さじ1/2

作り方
1　ブロッコリーは小房に分け、茎は根元のかたい部分を除いて乱切りにする。うずら卵はゆでる。
2　ねぎは縦半分にして斜め切り、にんにく、しょうがは薄切りにする。
3　フライパンに2とごま油を入れて火にかけ、香りが立ったらブロッコリーの茎、まぜ合わせたAを加える。ひと煮立ちさせ、ブロッコリーの小房を加え、ふたをして1～2分煮る。
4　ほたての水けをふいてかたくり粉をまぶし、うずら卵とともに3に加え、1～2分煮て、器に盛る。　　（ほりえ）

かつおの
マスタードマヨ焼き

刺し身のかつおがボリュームおかずに変身！

材料
かつお（刺し身用）
　…1さく（200g）
A マヨネーズ…大さじ1
　マスタード…小さじ2
　にんにく（すりおろし）
　　…少々
　パセリ（みじん切り）
　　…小さじ2
　新しょうがの漬け物
　　または紅しょうが
　　（みじん切り）…大さじ1
こしょう…少々
細ねぎ（小口切り）…大さじ3

作り方
1　かつおは1cm厚さに切ってこしょうを振り、まぜ合わせたAを塗り、グリルで表面が乾くまで8分ほど焼く（片面グリルの場合は、焼き色がついたら返し、焼き色のついていない面にAを塗り、再度焼く）。
2　器に盛り、細ねぎをたっぷりのせる。　　　　（祐成）

腸内環境をととのえて便秘を防ぐ

ホルモンバランスの変化や大きくなる子宮に腸が圧迫されることによって、
多くの妊婦さんが便秘を経験しています。食事と適度な運動で、便秘対策を万全に!

Keyword

食物繊維

1日の推奨摂取量は18g以上

**腸をきれいに掃除して
便秘改善に役立つ!**

食物繊維は、腸の働きを活発にしたり、腸内の善玉菌のエサとなったり、老廃物を吸着して排出したりと、さまざまな役割を果たしています。また、繊維質でよく"かむ"ことを促すため、食べすぎを防いでくれる効果も。ただし、とりすぎると鉄(非ヘム鉄)やカルシウムの吸収を妨げてしまうおそれがあるので注意して。

食物繊維を多く含む食材ランキング

※100g中の含有量ではなく、1回の使用量を目安にしたランキングです。

順位	食材	使用量	含有量
1位	アボカド	1/2個	3.7g
2位	納豆	1パック	3.4g
	ごぼう	1/3本	3.4g
4位	切り干し大根	10g	2.1g
5位	エリンギ	50g	1.7g
6位	わかめ	5g	1.6g
	ひじき	3g	1.6g
8位	しめじ	50g	1.5g
9位	バナナ	1本	1.0g

便秘を防ぐための **3**つのポイント

1 食物繊維が豊富な食材をとる

腸内環境をととのえ、排便をスムーズにするために欠かせない食物繊維は、野菜、豆、きのこ、海藻、果物に豊富です。水溶性食物繊維と不溶性食物繊維ではそれぞれに働きが異なるので、バランスよく摂取を。

水溶性食物繊維って?

果物、海藻、こんにゃくなどに豊富。腸の善玉菌のエサとなって腸内環境をととのえるほか、便をやわらかくして便秘の解消に役立ちます。血糖値の上昇を防ぐ、コレステロールの吸収を抑制するなど、糖尿病や生活習慣病の予防効果も注目されています。

不溶性食物繊維って?

野菜、きのこ、雑穀などに豊富。水を含んで便のかさをふやし、腸管を刺激してぜん動運動を促す働きがあります。ただし、雑穀米や玄米、シリアルを食べすぎると、ぜん動運動が過敏になって便がより硬くなってしまうので気をつけて。

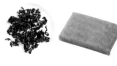
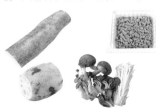

2 未精製米などでマグネシウムを補給

便秘薬の成分として一般的なのが、マグネシウムというミネラル。カルシウムとともに筋肉の収縮や、腸のぜん動運動をサポートします。妊娠中は不足しやすいので、未精製米や魚介、海藻、大豆製品などから積極的にとりましょう。

3 発酵食品と良質なオイルで腸内環境をととのえる

みそ、納豆、キムチ、ヨーグルトなどの発酵食品は、善玉菌をふやして腸内環境をととのえる働きがあり、便秘解消や免疫力アップに効果的。また、良質な油も腸の働きを助け、便のすべりをよくして排出しやすくしてくれます。

春野菜とオイルサーディンのパスタ

食物繊維とオイルの効果ですっきり快腸に

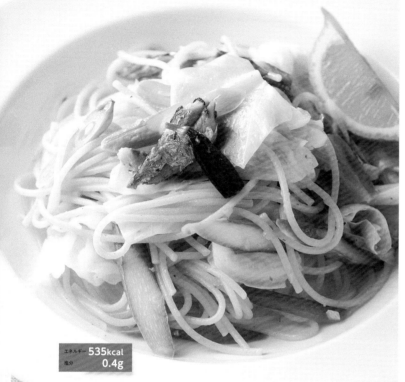

エネルギー **535kcal**
塩分 **0.4g**

材料

スパゲッティ…150g
グリーンアスパラガス…2本
さやいんげん…5本
春キャベツ…2枚
オイルサーディン（缶詰）…3尾
A ┌ オリーブ油…大さじ1
　│ 赤とうがらし（半分に割って種を除く）
　│ …1本
　└ にんにく（みじん切り）…1かけ
塩、こしょう…各少々
レモン（くし形切り）…2切れ

作り方

1 アスパラガスは根元を切り落とし、下半分の皮をむいて5mm厚さの斜め切りにする。いんげんは5mm厚さの斜め切りにする。キャベツは一口大に切る。

2 鍋にたっぷりの湯を沸かして塩少々（分量外）を加え、スパゲッティを袋の表示時間どおりにゆでる。ゆで上がり1分前に**1**を加え、いっしょにざるに上げる。

3 フライパンに**A**を入れて熱し、香りが立ったら**2**、油をきったオイルサーディンを加え、塩、こしょうを振り、いため合わせる。器に盛り、レモンを添える。　　（鯉江）

きのこのバルサミコいため

たっぷりのきのこで免疫力アップ！

材料

しいたけ、マッシュルーム
　…各4個
まいたけ、しめじ…各40g
エリンギ…1/2パック
バルサミコ酢…大さじ1
天然塩…小さじ1/8
こしょう…少々
エキストラバージン
　オリーブ油…大さじ1

作り方

1 しいたけは軸をとって薄切り、エリンギは四つ割りにして長さを半分に切る。マッシュルームは四つ割り、まいたけは薄切り、しめじは小房にほぐす。

2 フライパンにオリーブ油を中火で熱し、しいたけ、エリンギ、マッシュルーム、まいたけ、しめじの順にいためる。

3 しんなりしてきたら塩、こしょうを振り、バルサミコ酢をかけてさっといためる。器に盛り、あればイタリアンパセリを添える。

（村岡）

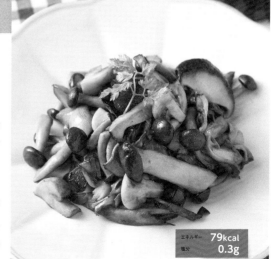

エネルギー **79kcal**
塩分 **0.3g**

根菜のボロネーゼ

根菜の滋味深いうまみで絶品パスタに

材料
スパゲッティ…160g
合いびき肉…200g
ごぼう…10㎝
れんこん…5㎝
にんじん…1/3本
A[玉ねぎ（あらめの
　　　みじん切り）…1/2個
　　にんにく、しょうが
　　　（みじん切り）…各1かけ
トマトホール缶…1缶（400g）
B[トマトケチャップ…大さじ3
　　酒…大さじ2
ピザ用チーズ…大さじ1
　（またはスライスチーズ1枚）
塩、こしょう、ナツメグ（あれば）
　…少々
オリーブ油…適量

作り方
1　鍋にたっぷりの湯を沸かして
塩少々（分量外）を加え、スパゲ
ッティを袋の表示時間よりも1分
短くゆでる。ごぼう、れんこん、にん
じんは1㎝角に切り、ごぼうとれん
こんは水に10分さらしてざるに上
げる。
2　フライパンにオリーブ油とAを
入れて弱火でいため、香りが立っ
たらひき肉を加えて色が変わるま
でしっかりいためる。
3　1の野菜を加えて中火で4〜
5分いため、トマトをつぶしながら
加え、Bと水1カップを加えて15
〜20分煮詰める。塩、こしょう、ナ
ツメグで味をととのえる。
4　ゆでたスパゲッティとピザ用チ
ーズをからめ、器に盛り、好みで粉
チーズを振る。　　　　　　（井澤）

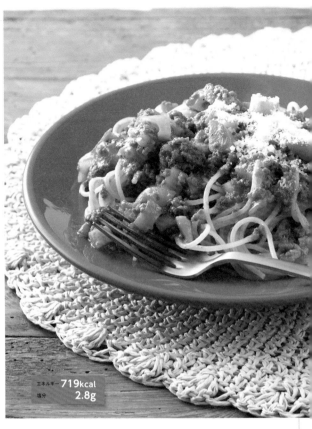

エネルギー **719kcal**
塩分　**2.8g**

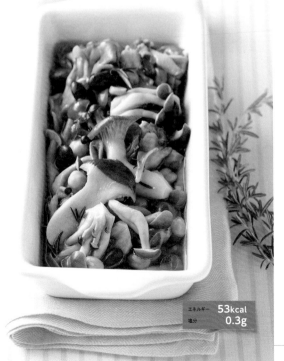

エネルギー **53kcal**
塩分　**0.3g**

きのこと豆の
ハーブピクルス

マイルドな酸味で食べやすい！

材料
しめじ、まいたけ、エリンギ
　…各1パック
ミックスビーンズ（水煮）
　…1/2パック
にんにく（みじん切り）
　…1かけ
A[酢…3/4カップ
　　オリーブ油…1/4カップ
　　きび砂糖…大さじ1
　　塩…小さじ1
　　ローズマリー…1枝
　　粒黒こしょう…10粒

作り方
1　しめじ、まいたけは小
房に分け、エリンギは薄切
りにする。
2　さっとゆで、ざるに上げ
る。
3　ボウルにAをまぜ合わ
せ、2、にんにく、ミックス
ビーンズをつける。　（鯉江）
●すぐにでも食べられるが、1時間
以上つけるとマリネ液がマイルド
になっておいしい。

豚キムチ&納豆丼

ダブル発酵食品で善玉菌をふやす

材料
豚ロース薄切り肉…100g
納豆…1パック
白菜キムチ（ざく切り）…80g
温泉卵…2個
しょうゆ…小さじ1/2
オイスターソース…小さじ1
レタス（せん切り）…2枚
あたたかい雑穀米ごはん…茶わん2杯分
細ねぎ（小口切り）、かつお節
　　…各適量

作り方
1　豚肉は一口大に切る。納豆は
しょうゆを加えてまぜる。
2　フッ素樹脂加工のフライパンを
熱して豚肉をいため、火が通ったら
キムチを加えていため合わせ、オイ
スターソースで味をととのえる。
3　器にごはんを盛り、レタスを敷い
て2と納豆をのせ、温泉卵を割って
のせる。細ねぎ、かつお節を散らす。
（鯉江）

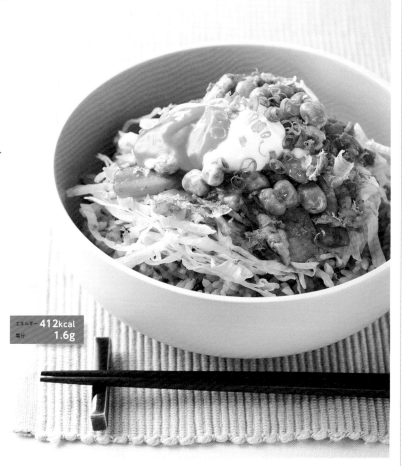

エネルギー **412kcal**
塩分 **1.6g**

あさりとクレソン、にらの煮びたし

香り自慢の3食材で口福のハーモニーを

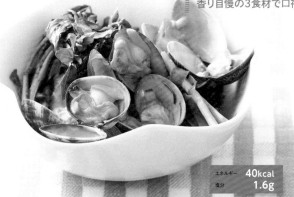

エネルギー **40kcal**
塩分 **1.6g**

材料
あさり（砂出しする）…10個
クレソン…1/2束
にら…1/2束
酒…大さじ3
しょうゆ…大さじ1

作り方
1　小鍋にあさりと水1/2カップ、酒を入れて火に
かけ、口があいた順からあさりをとり出し、煮汁に
しょうゆを加える。
2　1の鍋にクレソン、にらの順に入れ、あさりを戻
し、さっと煮て、器に盛る。好みで針しょうが（しょう
がのごく細いせん切り）をのせても。　　（井澤）

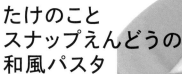

たけのこと スナップえんどうの 和風パスタ

水煮たけのこを使えば
下ごしらえも簡単！

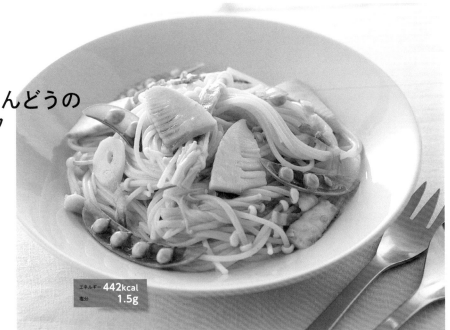

エネルギー **442kcal**
塩分 **1.5g**

材料
スパゲッティ…130g
スナップえんどう…100g
たけのこ（水煮）…100g
えのきだけ…大1袋
ベーコン…2枚
にんにく…1かけ
オリーブ油…大さじ1
A［ しょうゆ、みりん
　　…各小さじ1

作り方

1　スナップえんどうは筋をとり、さっと塩ゆでし、半分に裂く。

2　たけのこは一口大の薄切りにし、酒、塩各少々（分量外）を入れた湯でさっとゆでる。

3　えのきはほぐす。ベーコンは細切りに、にんにくは薄切りにする。

4　フライパンにオリーブ油、にんにく、ベーコンを入れ、弱火でいためる。たけのこを加えてひといためし、**A**を回し入れて火を止める。

5　鍋に湯を沸かして塩少々（分量外）を加え、スパゲッティを袋の表示時間どおりにゆでる。ゆで上がり2分前にえのきを加え、ともにざるに上げて湯をきる。**1**とともに**4**に加え、強火でいため合わせる。　　　　　　　　　　　　　　　　　　　　　　（舘野）

わかめとレタスのサラダ

食物繊維の優等生コンビをさっぱり味のサラダに

エネルギー **55kcal**
塩分 **1.1g**

材料
わかめ（塩蔵）…20g
レタス…1/4個
A［ 白ワインビネガー（または醸造酢）
　　…大さじ1
　　はちみつ…小さじ1
　　塩…小さじ1/3
　　オリーブ油…小さじ2

作り方

1　わかめはたっぷりの水で洗い、食べやすい大きさに切る。

2　レタスは冷水につけてパリッとさせ、水けをきって食べやすい大きさにちぎる。

3　**1**と**2**を合わせて器に盛り、合わせた**A**をかける。　　　　　　（ワタナベ）

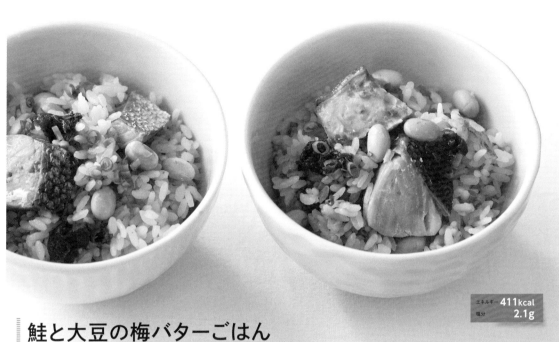

エネルギー	411kcal
塩分	2.1g

鮭と大豆の梅バターごはん
切り身の鮭をゴロリと入れたおかずごはん

材料
（作りやすい分量）
米…360㎖（2合）
鮭（甘塩）…2切れ
酒…少々
A ┌ しょうゆ、みりん
　└ …各小さじ1
ゆで大豆…100g
減塩梅干し…2個
バター…大さじ1
細ねぎ（小口切り）…少々

作り方
1　鮭は一口大に切って、酒をからめる。
2　米は洗って炊飯器に入れる。2の目盛りまで水を注いで30分ほど吸水させ、Aを加えてまぜる。
3　1、大豆、バター、梅干しをちぎりながらのせ、ふつうに炊く。
4　器に盛り、細ねぎを散らす。
（舘野）

とろろと白身魚のお吸い物
山いもの酵素、アミラーゼが消化をサポート

エネルギー	163kcal
塩分	1.0g

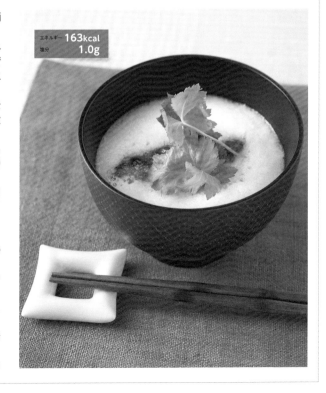

材料
白身魚（たいなど）
　…2切れ（100g）
山いも…100g
だし…1と1/2カップ
薄口しょうゆ…小さじ1/2
天然塩…小さじ1/8
三つ葉…適量

作り方
1　白身魚は塩（分量外）を振って熱した網で焼く。
2　山いもはすりおろして、塩少々（分量外）を加える。
3　鍋にだしを入れてあたため、しょうゆと塩で味をととのえる。
4　器に2を入れ、1をのせて3を注ぎ、三つ葉をたっぷりのせる。
（村岡）

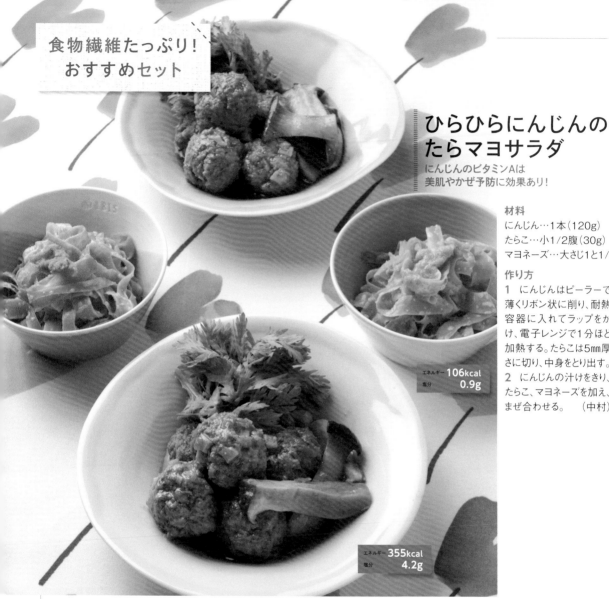

ひらひらにんじんの
たらマヨサラダ

にんじんのビタミンAは
美肌やかぜ予防に効果あり！

材料
にんじん…1本（120g）
たらこ…小1/2腹（30g）
マヨネーズ…大さじ1と1/2

作り方
1　にんじんはピーラーで
薄くリボン状に削り、耐熱
容器に入れてラップをか
け、電子レンジで1分ほど
加熱する。たらこは5mm厚
さに切り、中身をとり出す。
2　にんじんの汁けをきり、
たらこ、マヨネーズを加え、
まぜ合わせる。　　（中村）

エネルギー **106kcal**
塩分 **0.9g**

エネルギー **355kcal**
塩分 **4.2g**

れんこん入り
肉だんご

れんこんのシャキシャキ食感が
楽しいアクセントに

材料
豚ひき肉…200g
れんこん…小1節（100g）
エリンギ…2本（100g）
春菊の葉…30g

A┌ 長ねぎ（みじん切り）
　│　…1/4本
　│ 塩…小さじ1/3
　│ 酒…大さじ1
　└ ごま油…小さじ1

B┌ コチュジャン、砂糖
　│　…各大さじ1
　│ しょうゆ…大さじ1と1/2
　│ 鶏ガラスープのもと、
　│　にんにく（すりおろし）
　└　…各小さじ1/2

作り方
1　れんこんは2/3量はすりおろ
し、残りは5mm角に切る。エリンギ
は縦4等分に切る。
2　ひき肉、1のすりおろしれんこ
ん、Aをよくねりまぜ、残りのれん
こんも加えてさらにまぜる。
3　鍋にBと水1と1/2カップを煮
立て、2を一口大に丸めて入れて
中火で5分煮る。エリンギも加え
てさらに5分煮る。
4　器に盛り、春菊を添える。
　　　　　　　　　　　　（中村）

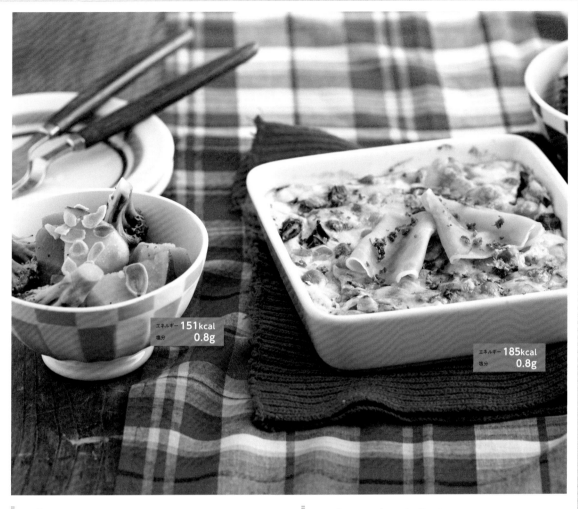

エネルギー **151**kcal
塩分 **0.8**g

エネルギー **185**kcal
塩分 **0.8**g

ブロッコリー、にんじん、さつまいものマリネ

野菜をどっさり食べられる
さわやか味が◎

材料
ブロッコリー…1/4個
にんじん…1/2本
さつまいも…1/2本
A┌レモン汁…小さじ2
　│オリーブ油、はちみつ
　│　…各小さじ1
　└塩、こしょう…各適量
塩、オリーブ油…各少々
ローストアーモンド（スライス）
　…大さじ1

作り方
1　ブロッコリーは茎を切って小房に分ける。にんじんとさつまいもは乱切りにして、さつまいもは水にさらす。
2　鍋に多めの水、にんじん、さつまいも、オリーブ油、塩を入れて火にかけ、途中でブロッコリーも加え、やわらかくなったものからとり出す。
3　ボウルに2を入れ、Aを加えてまぜ、器に盛ってローストアーモンドをのせる。　　　　（祐成）

ほうれんそうと豆のキッシュ風

火を使わずに作れる
簡単カフェ風メニュー

材料
ほうれんそう…2株
ミックスビーンズ…大さじ4
ピザ用チーズ…大さじ2
A┌とき卵…1個分
　└牛乳…1/2カップ
小麦粉…小さじ1
塩…ひとつまみ
こしょう…適量
ナツメグ…少々
オリーブ油…適量
ハム…2枚
パセリ（みじん切り）…適量

作り方
1　小麦粉をボウルにふるい入れ、まぜ合わせたAを少しずつ加えてまぜ、塩、こしょう、ナツメグも加えてまぜる。
2　ほうれんそうはラップで包み、電子レンジで1分ほど加熱し、食べやすい長さに切る。
3　耐熱容器にオリーブ油を薄く塗り、1を流し入れ、2とミックスビーンズ、チーズをのせてオーブントースターで8分ほど焼く。
4　ハムをのせ、パセリを振る。
　　　　　　　　　　　　（祐成）

91

わかめ入り鶏だんごと
ふきのだし煮

わかめたっぷり！のどごしのいい肉だんご

材料
鶏胸ひき肉…200g
ふき…4〜5本
生わかめ…40g
とき卵…1個分
A 小麦粉、酒、みりん
　　…各小さじ2
　しょうゆ…小さじ1
B だし…2カップ
　酒、みりん…各大さじ2
　しょうゆ…大さじ1
　塩…少々

作り方
1　ふきは鍋に入る長さに切り、まないたにのせ、塩少々（分量外）を振って板ずりする。
2　鍋にたっぷりの湯を沸かして2〜3分ゆで、流水にとって冷ます。冷めたら筋をとり、4〜5cm長さに切る。
3　わかめは洗い、あらみじんに切る。
4　ボウルにひき肉、卵、**A**、**3**を入れ、よくねりまぜる。
5　鍋に**B**を煮立たせ、**4**をスプーンで丸く落とし入れ、5〜6分煮る。アクはこまめにすくう。
6　**2**を加え、ひと煮したら火を止め、10分以上おいて味を含ませる。

（舘野）

エネルギー **278kcal**
塩分 **4.4g**

お豆と里いもの中華がゆ

マグネシウムが豊富な玄米をやさしいおかゆに

エネルギー **292kcal**
塩分 **1.5g**

材料
発芽玄米…大さじ4
里いも…2個
ミックスビーンズ…100g
干しえび…大さじ1
鶏ガラスープ…8カップ
　（鶏ガラスープのもと小さじ2と1/2
　＋水8カップでも）
すり白ごま…小さじ4
塩、香菜…各適量

作り方
1　厚手の鍋に、発芽玄米、干しえび、鶏ガラスープを入れて火にかけ、煮立ったら弱めの中火にして、米がやわらかくなるまで1時間ほど煮る。
2　里いもは皮ごと横半分に切り、ラップで包んで電子レンジで3分ほど加熱し、皮をむいてごま、塩を振る。
3　火を止めた**1**に、つぶしたミックスビーンズを加えてまぜる。器に盛り、**2**と香菜をのせる。　　（祐成）

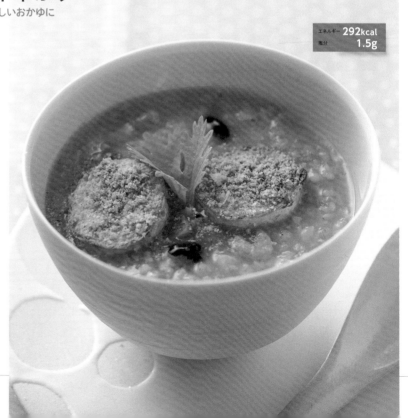

アボカドとシーフードの
グラタン

不溶性食物繊維に富んだ
アボカドを器に見立てて

材料
アボカド…1個
えび…10尾
あさり（砂出しする）…6個
ピザ用チーズ…大さじ3
生クリーム…小さじ2
塩、こしょう…各少々

作り方
1　アボカドは半分に切り、種をとる。
えびとあさりは塩ゆでして殻をはずし、
塩、こしょうを振り、アボカドの上にの
せる。
2　生クリームをかけてチーズをの
せ、予熱したトースターで焼き色がつ
くまで5〜6分焼く。　　　　（井澤）

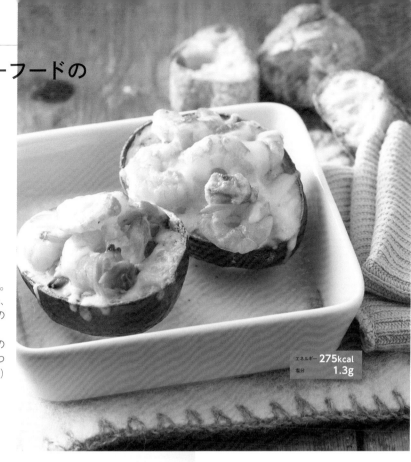

エネルギー **275kcal**
塩分 **1.3g**

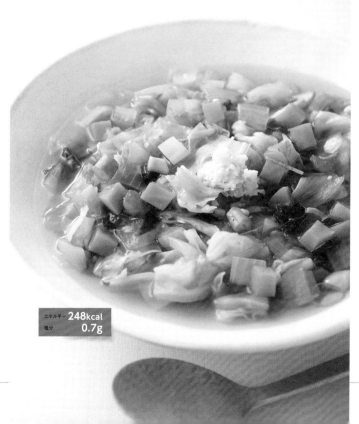

エネルギー **248kcal**
塩分 **0.7g**

野菜たっぷり！
デトックススープ

いろいろ野菜で、うまみも食物繊維も

材料（作りやすい分量・4人分）
A ┌ キャベツ…1/4個
　　玉ねぎ…1個
　　セロリ…1/2本
　　にんじん…1/2本
　　さやいんげん…3本
　　トマト…2個
　　└ しめじ…1/2パック
にんにく（みじん切り）
　…1かけ
顆粒スープ（コンソメ）
　…小さじ2
塩、こしょう…各適量
しょうが（すりおろし）
　…大さじ1
オリーブ油…大さじ2

作り方
1　Aはすべて1cm角に
切る。
2　鍋に1、にんにく、水
3カップ、顆粒スープを
入れて煮立て、弱火に
して20分煮る。塩、こ
しょうで味をととのえて
器に盛り、しょうがをの
せてオリーブ油を回しか
ける。　　　　（鯉江）
●多めの分量なので、余ったら
スープパスタやリゾットにしても。

93

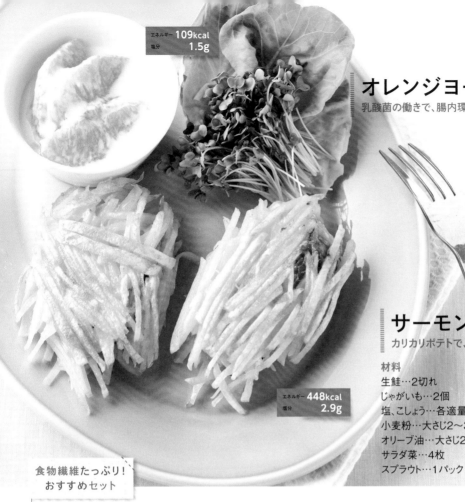

エネルギー **109**kcal
塩分 **1.5**g

オレンジヨーグルトサラダ
乳酸菌の働きで、腸内環境をととのえる

材料
オレンジ…1個
A ┌ プレーンヨーグルト
　 │ 　…1/2カップ
　 │ はちみつ…大さじ1
　 │ 塩…小さじ1/2
　 └ オリーブ油…小さじ1

作り方
オレンジは皮をむいて食べやすく切り、**A**とまぜ合わせる。

サーモンのガレット
カリカリポテトで、ふっくら鮭を閉じこめて

材料
生鮭…2切れ
じゃがいも…2個
塩、こしょう…各適量
小麦粉…大さじ2〜3
オリーブ油…大さじ2
サラダ菜…4枚
スプラウト…1パック

エネルギー **448**kcal
塩分 **2.9**g

作り方
1 鮭は半分に切り、塩、こしょうを振って10分ほどおき、キッチンペーパーで水けをふく。じゃがいもはせん切りにして小麦粉をまぶし、鮭の両面につける。
2 フライパンにオリーブ油を引き、**1**を並べて熱し、ふたをして弱火で5分焼く。ふたをとって火を強め、両面をこんがりと焼いて器に盛り、サラダ菜とスプラウトを添える。

（鯉江）

食物繊維たっぷり！
おすすめセット

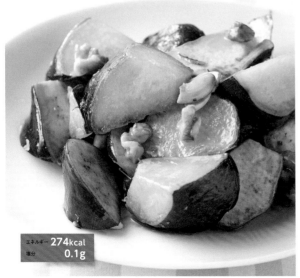

エネルギー **274**kcal
塩分 **0.1**g

さつまいもとナッツの
はちみつソース
小腹が減ったときのおやつにも

材料
さつまいも…1/2本
ミックスナッツ…大さじ2
A ┌ はちみつ…大さじ2
　 │ 水…小さじ1
　 └ 塩…ひとつまみ
オリーブ油…大さじ1

作り方
1 さつまいもは一口大の乱切りにし、水にさらす。ナッツはポリ袋に入れ、めん棒などで軽くたたく。
2 フライパンにオリーブ油を熱し、さつまいもの水けをきって入れ、ふたをして弱火で10分ほど蒸し焼きにする。
3 やわらかくなったら、ナッツを加えて軽く焼き、**A**を加えて煮からめる。

（鯉江）

豚肉と根菜の塩麹煮

発酵食品の塩麹&たっぷりの
根菜タッグで便秘解消

材料
豚肩ロースかたまり肉…250g
大根…200g
ごぼう…1本（80g）
わけぎ…1本
皮つきしょうが（薄切り）…4枚
塩麹…70g
酒…大さじ2

作り方
1　豚肉は3cm角に切ってポリ袋に入れ、塩麹を加えて袋の上からもみ、冷蔵庫で一晩つける。大根は乱切り、ごぼうはめん棒などでたたいて3〜4cm長さに切る。わけぎは斜め薄切りにする。
2　厚手の鍋に豚肉を汁ごと入れ、大根、ごぼう、しょうが、酒、水2と1/4カップを加えて中火にかける。煮立ったらアクをとり、ふたをして弱火で30分ほど煮る。
3　器に盛り、わけぎを添える。
（中村）

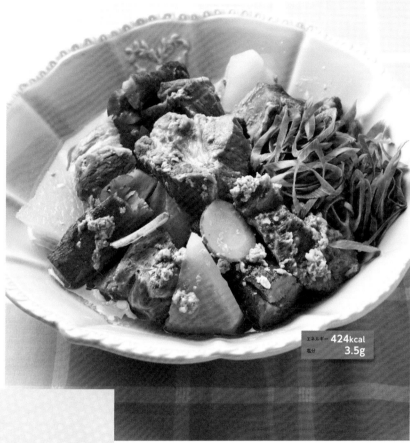

エネルギー **424kcal**
塩分 **3.5g**

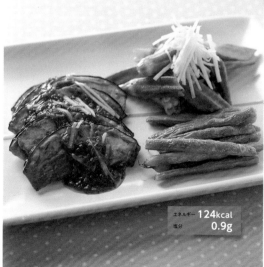

エネルギー **124kcal**
塩分 **0.9g**

揚げ野菜 めかぶソースかけ

カリッと揚げ焼きにして、野菜のうまみを引き出して

材料
かぼちゃ…80g
さやいんげん…6本
オクラ…6本
めかぶ…70g
しょうが…2かけ
A［米酢、しょうゆ（減塩）
　　…各大さじ1
　　砂糖…小さじ1
油…適量

作り方
1　かぼちゃは皮つきのまま5mm厚さの薄切りにし、しょうがはせん切りにする。
2　めかぶはこまかくたたき、しょうがの半量、Aを合わせる。
3　フライパンに多めの油を熱し、かぼちゃ、いんげん、オクラを揚げ焼きにする。いんげんは半分に切り、オクラは斜め半分に切る。
4　器に盛って、2のソースをかぼちゃにかけ、オクラに残りのしょうがをのせる。
（祐成）

オクラと厚揚げの煮物

ねばねば成分、ムチンが便秘に効く

材料
オクラ…4本
厚揚げ…小1枚
塩…少々
A ┌ だし…1カップ
　│ 酒…大さじ2
　│ みりん…大さじ1
　│ しょうゆ…大さじ3/4
　└ きび砂糖…小さじ1

作り方
1　オクラは塩でもんでうぶ毛をとり、へたとガクを除き、熱湯で1〜2分ゆでる。あら熱をとって半分に切る。
2　厚揚げは油抜きをし、一口大に切る。
3　鍋にAを煮立て、2を入れて3〜4分煮、1を加えてひと煮立ちさせる。　（鯉江）

エネルギー **153kcal**
塩分 **1.0g**

セロリと豚しゃぶのレモンごまあえ

豚肉は80度くらいの温度でゆでるのがコツ

材料
セロリ…1本
豚もも薄切り肉（しゃぶしゃぶ用）…150g
A ┌ レモン汁…大さじ1
　│ すり白ごま…大さじ1強
　│ 砂糖、しょうゆ…各小さじ1
　└ オリーブ油…小さじ1/2
レモン（いちょう切り）…少々
セロリの葉（飾り用）…少々
酒、塩、砂糖…各少々

作り方
1　セロリは1cm厚さの斜め切りにする。
2　酒、塩、砂糖を加えた湯で1を10秒ほどゆで、ざるに上げて冷ます。
3　2の湯を再び熱し、沸騰直前になったら、豚肉を1枚ずつゆで、冷水にとる。冷めたらすぐにキッチンペーパーで水けをふき、食べやすく切る。
4　A、2、3をあえて器に盛り、セロリの葉とレモンを飾る。　（舘野）

エネルギー **172kcal**
塩分 **0.6g**

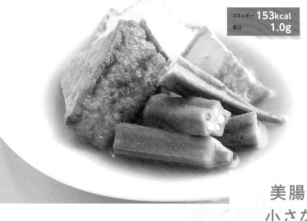

美腸に導く！
小さなおかず

エネルギー **241kcal**
塩分 **0.9g**

エネルギー **119kcal**
塩分 **0.3g**

春野菜の自家製カテージチーズあえ

どんな野菜とも好相性のカテージチーズ

材料
グリーンアスパラガス…4〜5本
そら豆（さやなし）…100g
牛乳…2と1/2カップ
酢…大さじ2
塩…ひとつまみ

作り方
1　アスパラガスは根元のかたい皮はピーラーでむき、さっと塩ゆでして、斜め1cm厚さに切る。
2　そら豆は黒い部分に浅く切り目を入れる。さっと塩ゆでし、ざるに上げて冷まし、薄皮をむく。
3　耐熱容器に牛乳を入れ、電子レンジで6〜7分、沸騰直前まで加熱し、酢、塩を加えてひとまぜし、分離したらキッチンペーパーを敷いたざるにあける。
4　1、2を加え、さっくりとあえる。好みでしょうゆ少々をかけても。　（舘野）

きのこのナゲット

おつまみ風のカリカリ新食感

材料
きのこ（しめじ、まいたけなど）…100g
A ┌ 小麦粉…大さじ2
　│ かたくり粉、水…各大さじ1
オリーブ油…大さじ1
塩…少々
レモン（くし形切り）…2切れ

作り方
1　きのこはほぐし、厚手のポリ袋に入れ、めん棒などでつぶす。
2　Aを加え、全体にまぶす。
3　フライパンにオリーブ油を熱し、2を丸く成形して並べ、両面をじっくりと焼く。器に盛って塩を振り、レモンを添える。　（鯉江）

大根のステーキ
コンソメで煮る洋風味が新しい

材料
大根…10cm
しめじ…1パック
顆粒スープ（コンソメ）
　…小さじ1
しょうゆ…小さじ1
ピザ用チーズ…大さじ2
青のり…少々
オリーブ油…小さじ1

作り方
1　大根は2.5cm厚さに切る。鍋に入れてひたひたの水を注ぎ、顆粒スープを加え、落としぶたをしてやわらかくなるまで煮る。
2　フライパンにオリーブ油を熱し、1、小房に分けたしめじを焼く。しょうゆで調味し、大根の上にチーズをのせてふたをする。チーズがとけたら青のりを振る。　　（鯉江）

ごぼうのつくね焼き
かむほどにうまみがジュワッ

材料
豚ひき肉…150g
ごぼう…150g
いり黒ごま…大さじ1
A┌酒、かたくり粉…各大さじ1
　│砂糖、みそ…各小さじ1
　│しょうが（みじん切り）
　└　…1かけ
B┌みりん…大さじ2
　└しょうゆ…小さじ2
油…大さじ1

作り方
1　ごぼうはピーラーでささがきにする（水にさらさなくてよい）。
2　ひき肉にAをまぜ、ごまと1を加えてさらにまぜ、一口大のだ円形にまとめる。
3　フライパンに油を熱し、2の両面をゆっくり焼き、Bを加えて煮からめる。
4　器に盛り、あれば細ねぎの小口切りを散らす。　　（ほりえ）

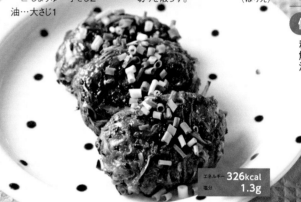

エネルギー **93kcal**
塩分 **1.4g**

エネルギー **326kcal**
塩分 **1.3g**

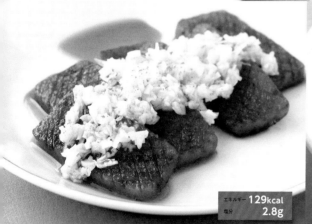

エネルギー **129kcal**
塩分 **2.8g**

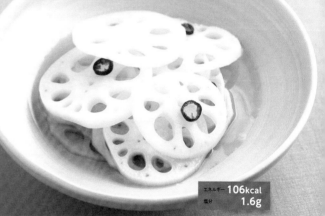

エネルギー **106kcal**
塩分 **1.6g**

2
便
秘解消

こんにゃくステーキ ねぎだれかけ
すっぱい塩レモンだれで元気回復！

材料
こんにゃく…1枚
長ねぎ…1/2本
A┌ごま油、レモン汁…各大さじ1
　└塩…小さじ1/2
B┌酒、しょうゆ、きび砂糖
　└　…各大さじ1
ごま油…大さじ1/2

作り方
1　ねぎはみじん切りにし、Aをまぜる。
2　こんにゃくは熱湯で2〜3分ゆでて、5mm厚さに切り、格子状の切り目を入れる。
3　フライパンにごま油を熱し、2を焼き、Bで調味する。器に盛って1をのせ、好みで一味とうがらしを振る。
　　　　　　　　　　　　　　（鯉江）

れんこんの甘酢漬け
ポリ袋で漬ければ、少ない調味料でOK

材料
れんこん…1節（250g）
A┌酢…大さじ3
　│砂糖…大さじ1
　│塩…小さじ1/2
　│赤とうがらし（小口
　└　切り）…1/2本

作り方
1　れんこんは薄切りにして水にさらし、水けをきる。
2　熱湯に酢小さじ1（分量外）と1を入れ、さっとゆでる。
3　ポリ袋にAを入れてまぜ、2を熱いうちに加える。空気を抜いて口をしばり、30分以上おく。　　（鯉江）

塩分を控えてむくみを防ぐ

妊娠中は食事量がふえるため、「減塩」を意識していないとあっという間に塩分オーバーに。
むくみのほか、妊娠高血圧症候群の原因にもなるので注意が必要です。

Keyword

減塩

1日の目安量は6.5g

減塩調理のコツをつかんで
おいしく食事を楽しんで

妊娠前と同じ感覚で調理していると、摂取エネルギーがふえる分、塩分量もふえます。調味料はきちんと計量して、薄味を心がけましょう。だしをきかせたり、酸味や薬味を活用したりすることで、塩分控えめでも満足感のある味わいに仕上げることができます。市販のドレッシングや加工食品などは塩分が多いので、食べすぎに気をつけて。

調味料に含まれる塩分の目安

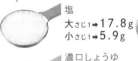

塩	
大さじ1→17.8g	
小さじ1→5.9g	

濃口しょうゆ	
大さじ1→2.6g	
小さじ1→0.9g	

減塩しょうゆ	
大さじ1→1.5g	
小さじ1→0.5g	

米みそ	
大さじ1→2.2g	
小さじ1→0.7g	

中濃ソース	
大さじ1→1g	
小さじ1→0.3g	

ウスターソース	
大さじ1→1.5g	
小さじ1→0.5g	

トマトケチャップ	
大さじ1→0.5g	
小さじ1→0.2g	

マヨネーズ	
大さじ1→0.3g	
小さじ1→0.1g	

むくみを防ぐための **3**つのポイント

1 食事量がふえても減塩を心がける

妊娠中で食事量がふえても、1日にとっていい塩分量は変わりません。外食ではできるだけ野菜の多い定食を選び、めん類のスープは残して！ 家で作る食事は、表面だけに味をつけるなど、賢く減塩しましょう。

2 野菜、いも、海藻、果物のカリウムをとる

カリウムは利尿作用により、余分な水分と塩分を体の外に出す働きがあります。野菜やいも、海藻、果物などに豊富です。煮る、ゆでるなどの調理によって失われやすいので、サラダなどで生のまま食べると効率よく摂取できます。

フルーツで手軽にカリウム補給

果物は妊娠中期から**3point**に

余分な塩分を体外に排出するカリウムは、むくみを予防するために欠かせないミネラル。果物はカリウムの貴重な供給源になり、不足しがちな水分も豊富です。妊娠中は季節の果物を意識して食べましょう！ 妊娠初期は1日2point、中期・後期・授乳期は3pointが目安です（腎機能が低下している人は、医師の指示に従って）。

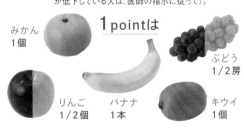

1pointは

みかん 1個
ぶどう 1/2房
りんご 1/2個
バナナ 1本
キウイ 1個

3 筋肉をつくるたんぱく質をしっかり

たんぱく質が不足すると筋力が低下し、血流が悪くなって冷えやむくみを招きます。1日3食に「片手ひと盛り」ずつの肉、魚、大豆製品、卵、乳製品などのたんぱく質を欠かさず、バランスよくとり入れることを意識しましょう。

ブロッコリーのかき玉スープ
しょうが風味

しょうがの風味で減塩でもしっかりおいしい

材料
ブロッコリー…小1個（150g）
卵…1個
しょうがのしぼり汁…大さじ1
A ┌ 鶏ガラスープのもと
　　└ …小さじ1
　　　酒…大さじ1
塩、こしょう…各少々
ごま油…小さじ1/2

作り方
1　ブロッコリーは小房に分ける。
2　鍋にごま油を熱し、1をさっといため、水1と1/2カップ、Aを加えて4〜5分煮る。
3　塩、こしょうで味をととのえ、割りほぐした卵を流し入れて、ふわっとしたかき玉にする。
4　火を止め、しょうがのしぼり汁を加えてひとまぜする。　（舘野）

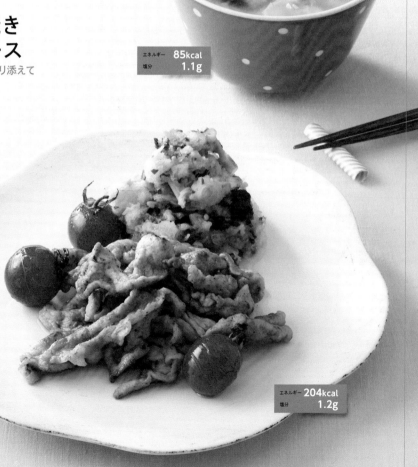

エネルギー　85kcal
塩分　1.1g

豚肉のさっと焼き
春菊おろしソース

ワザありのおろしソースをたっぷり添えて

材料
豚もも薄切り肉…150g
A ┌ 酒、しょうゆ、みりん…各小さじ1
　　└ かたくり粉…小さじ1/2
大根…150g
春菊…1/4束（50g）
なめたけ（味つき・市販）
　…大さじ2
ごま油…小さじ1
ミニトマト…6個

作り方
1　豚肉は3〜4cm長さに切ってAをからめる。
2　春菊はさっとゆで、こまかく刻んで水けをしぼる。
3　大根はすりおろし、ざるに上げて軽く水けをきり、ボウルに入れて2、なめたけを加えてさっくりまぜる。
4　フライパンにごま油を熱し、1をほぐし入れ、中火で全体をいためる。フライパンのあいているところで、ミニトマトもさっとソテーする。
5　器に盛り、3を添える。　（舘野）

エネルギー　204kcal
塩分　1.2g

2
む
くみ予防

99

スパイスが効いた
スープチキンカレー

肉を煮込む間に野菜を焼いて
華やかさ&バランスアップ

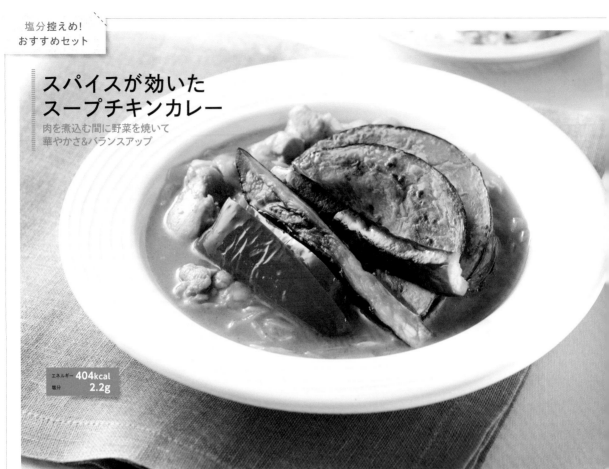

エネルギー **404kcal**
塩分 **2.2g**

材料

鶏もも肉…1枚
玉ねぎ…小1個
かぼちゃ…1/8個
パプリカ(赤)…1/2個
なす…1/2個
A プレーンヨーグルト
　　…大さじ4
　　にんにく(すりおろし)、
　　しょうが(すりおろし)
　　…各1かけ
　　カレー粉…小さじ1
　　塩、こしょう…各少々
赤とうがらし…1本
カレー粉…大さじ1
B 水…3カップ
　　顆粒スープ(コンソメ)
　　…小さじ2
塩、こしょう…各少々
しょうゆ…小さじ1
オリーブ油…大さじ1

作り方

1　ポリ袋に**A**を入れてまぜ、鶏肉を一口大に切って加え、30分ほどつける。玉ねぎは薄切りに、かぼちゃは5mm厚さに切る。パプリカ、なすは太めの棒状に切る。

2　鍋にオリーブ油大さじ1/2、赤とうがらしを入れて熱し、鶏肉を汁けをきって加え、こんがりと焼く。玉ねぎ、カレー粉を加えていため、**B**を加えて15分ほど煮て、しょうゆを加え、塩、こしょうで味をととのえる。

3　フライパンにオリーブ油大さじ1/2を熱し、かぼちゃ、なす、パプリカを焼く。

4　器に**2**を盛り、**3**をのせる。　　　　　　(鯉江)

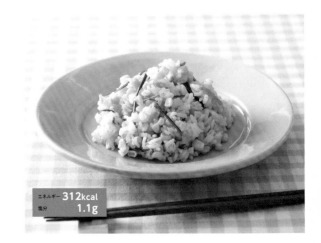

エネルギー **312kcal**
塩分 **1.1g**

キャベツと桜えびの煮びたし

桜えびの香ばしさとだしのうまみで減塩！

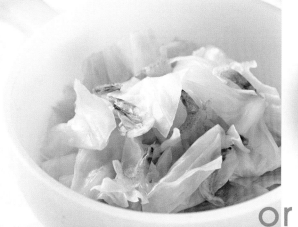

エネルギー	**31kcal**
塩分	**0.6g**

材料
キャベツ…150g
桜えび…大さじ1
だし…1カップ
A┌ しょうゆ、みりん、酒
 └ …各小さじ1

作り方
1 キャベツはざく切りにする。
2 鍋にだし、Aを入れて中火で熱し、1と桜えびを加えてさっと煮る。　　　　（牧野）

白菜とりんごのサラダ

レーズンやくるみをトッピングして食感豊かに

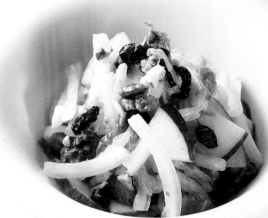

エネルギー	**311kcal**
塩分	**0.6g**

材料
白菜…3枚
りんご…1/2個
レーズン…30g
くるみ…30g
塩…ひとつまみ
A┌ 亜麻仁油（またはオリーブ油）
 │ 　…大さじ2
 │ 酢…大さじ1
 │ きび砂糖…小さじ1
 │ 塩…ひとつまみ
 └ こしょう…少々

作り方
1 白菜は繊維に沿って5cm長さの細切りにし、塩を振ってまぜる。りんごは皮つきのままくし形切りにしてから薄切りにし、塩水（分量外）にさっとくぐらせ、水けをきる。
2 ボウルにAを合わせ、白菜の水けをしぼって加え、りんご、レーズン、くるみを加えてあえる。　　　　（鯉江）

とうもろこしごはん

利尿効果の高いひげまで余さず活用して

材料（作りやすい分量）
米…360mℓ（2合）
とうもろこし
　（ひげも使う）…1本
A┌ こぶ…5cm
 │ 塩…小さじ1/2
 │ 薄口しょうゆ
 │ 　…小さじ1
 └ 酒…大さじ1

作り方
1 米は洗ってざるに上げる。
2 とうもろこしは実を包丁でそぎ、ひげは表面に出ているかたい部分を除き、中のやわらかい部分をみじん切りにする。
3 炊飯器に1を入れ、2の目盛りまで水を注ぎ、2、A、とうもろこしの芯も加えてふつうに炊く。
4 炊き上がったら芯を除き、こぶをとり出してせん切りにして戻し、全体をまぜる。
　　　　（阪口）

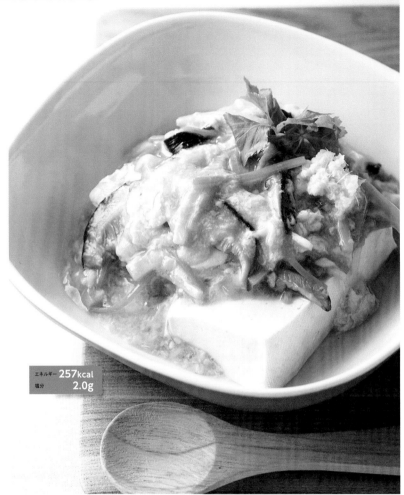

とうふのあったか卵あんかけ

しいたけから出るうまみを
具だくさんあんかけに

材料
木綿どうふ…1丁(300g)
卵…2個
にんじん…5cm
たけのこ(水煮)…50g
A ┌ だし…2カップ
　└ 干ししいたけ(薄切り)…2個
B ┌ しょうゆ…大さじ1
　│ みりん…大さじ2
　└ 塩…少々
しょうが(すりおろし)
　…1かけ
かたくり粉…大さじ1と1/2
三つ葉…少々

作り方
1 とうふは4等分に切り、軽く水きりする。にんじん、たけのこは細切りにする。
2 鍋にAを入れて5分おき、火にかけて煮立て、Bと1を加えて5分煮る。とうふをとり出し、器に盛る。
3 残った煮汁に、同量の水でといたかたくり粉を加えてとろみをつけ、割りほぐした卵を流して火を通し、2にかける。しょうが、三つ葉をのせる。(鯉江)

エネルギー **257kcal**
塩分 **2.0g**

あずきごはん

利尿作用のあるサポニンがむくみに効く

材料(作りやすい分量)
米…450ml(2と1/2合)
五穀ミックス
　…小3袋(70g)
あずき缶(水煮)
　…1缶(230g)
いり黒ごま、塩…各少々

作り方
1 米は洗ってざるに上げる。
2 炊飯器に1、五穀ミックス、あずきを缶汁ごと入れ、3の目盛りまで水を注ぐ。さらに水1/2カップを足し、ふつうに炊く。
3 炊き上がったら全体をさっくりまぜ、器に盛り、ごまと塩を振る。

(牧野)

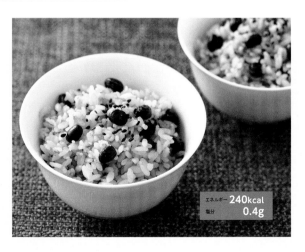

エネルギー **240kcal**
塩分 **0.4g**

えびとゴーヤーの
おかずサラダ

ピリ辛味&夏野菜で
夏バテ予防に

材料
えび…12尾（150g）
ゴーヤー…1/2本（100g）
トマト…1個（100g）
A［ 酢…大さじ3
　　ごま油…大さじ1
　　豆板醤、砂糖…各小さじ1/2

作り方
1　えびは殻をむいて背わたと尾をとり、背に切り込みを入れる。トマトは一口大に切る。
2　ゴーヤーは縦半分に切り、種とわたをスプーンで除いて4～5mm厚さの斜め切りにする。熱湯で1～2分ゆで、冷水にとって冷まし、水けをきる。
3　同じ湯でえびをゆで、火が通ったら氷水にとって手早く冷やし、水けをきる。
4　ボウルにAをまぜ合わせ、2、3、トマトを加えてあえる。　　　　　　　　　　（検見﨑）

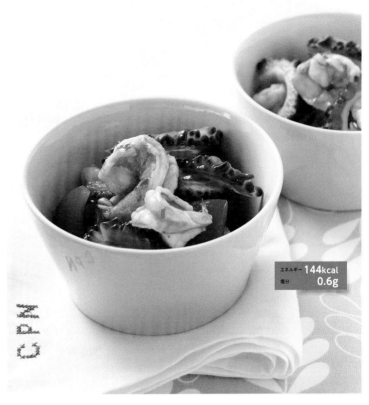

エネルギー **144kcal**
塩分 **0.6g**

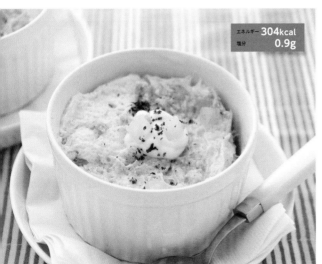

エネルギー **304kcal**
塩分 **0.9g**

大根のカレーココット

卵と鶏肉でたんぱく質もしっかり

材料（直径10cmのココット2個分）
大根…4cm（200g）
鶏ひき肉…150g
にんにく、しょうが…各1/2かけ
A［ 卵…2個
　　牛乳…大さじ5
　　塩、こしょう…各少々
カレー粉…小さじ1/2
塩、こしょう…各少々
酒…小さじ1
油…大さじ1/2

作り方
1　大根は1cm角に切ってゆで、ざるに上げて水けをきる。にんにく、しょうがはみじん切りにする。
2　フライパンに油、にんにく、しょうがを入れて中火で熱し、香りが立ったらカレー粉を加えていためる。
3　ひき肉を加え、塩、こしょうを振り、酒を加えて肉に火を通し、1の大根を加えていため合わせる。
4　耐熱容器に3を入れ、まぜ合わせたAを流し入れる。ラップをして電子レンジで4～5分加熱し、好みでマヨネーズをのせ、パセリを散らす。　　　　　　　　　　（古口）

ドライカレー＆
グリーンライス
煮込まずパパッと作れるスピードカレー

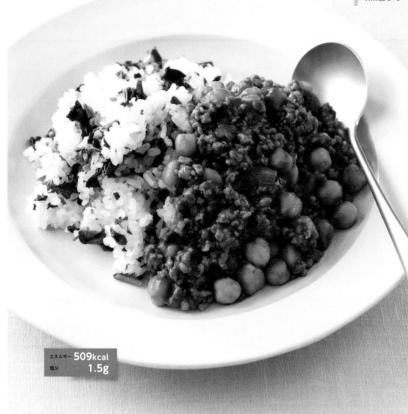

エネルギー **509kcal**
塩分 **1.5g**

材料
豚赤身ひき肉…150g
ひよこ豆（水煮）…50g
玉ねぎ…1/4個
カレー粉、小麦粉…各小さじ1
A┌トマトケチャップ…大さじ4
　└白ワイン、水…各大さじ2
塩…少々
オリーブ油…小さじ1
ほうれんそう…50g
バター…小さじ1/2
あたたかいごはん…茶わん2杯分

作り方
1　玉ねぎはみじん切りにする。
2　フライパンにオリーブ油を熱して1をいため、しんなりしてきたらひき肉を加えてパラパラになるまでいため、カレー粉、小麦粉を加えて全体をいためる。
3　A、ひよこ豆を加えて2～3分煮て、塩で味をととのえる。
4　ほうれんそうはさっとゆで、あらみじんに切る。フライパンにバターを熱してほうれんそうをいため、あたたかいごはんにまぜる。
5　3、4を器に盛る。　　（舘野）

小松菜と豚肉の
ガーリックいため
下ゆでいらずの小松菜でカリウム摂取

材料
小松菜…200g
豚もも薄切り肉…50g
にんにく…1かけ
A┌オイスターソース、酒
　└　…各小さじ1
酒、こしょう…各少々
塩…適量
ごま油…大さじ1/2

作り方
1　小松菜は3～4cm長さに切る。豚肉は細切りにし、塩、酒をなじませる。にんにくはみじん切りにする。
2　フライパンにごま油を熱して豚肉を入れ、色が変わってきたら、にんにく、小松菜を加えてさらにいためる。
3　小松菜がしんなりとしてきたらAを加えていため合わせ、塩、こしょうで味をととのえる。（牧野）

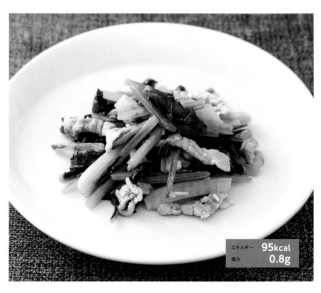

エネルギー **95kcal**
塩分 **0.8g**

大根と豚肉の香りいため

減塩にはハーブの香りをまとわせるのも有効!

材料
大根…5㎝(250g)
豚ロース肉…200g
パプリカ(赤)…1/2個
セージの葉…5〜6枚(またはローズマリー1枝)
にんにく(薄切り)…1/2かけ
酒…大さじ1
塩、あらびき黒こしょう…各適量
オリーブ油…大さじ1

作り方
1 大根は1㎝角の拍子木切り、パプリカは1㎝幅の細切りにする。豚肉は1㎝厚さの細切りにして、塩、こしょうを振る。
2 鍋に湯を沸かして塩少々(分量外)を加え、大根をかためにゆでてざるに上げる。
3 フライパンにオリーブ油、にんにく、セージを入れて中火で熱し、香りが立ってセージがカリッとしたら、セージはとり出す。
4 **3**に豚肉を加えていため、色が変わったら、大根、パプリカ、酒を加えていため合わせて全体に火を通し、塩、こしょうで味をととのえる。器に盛り、**3**のセージを飾る。　　　　(古口)

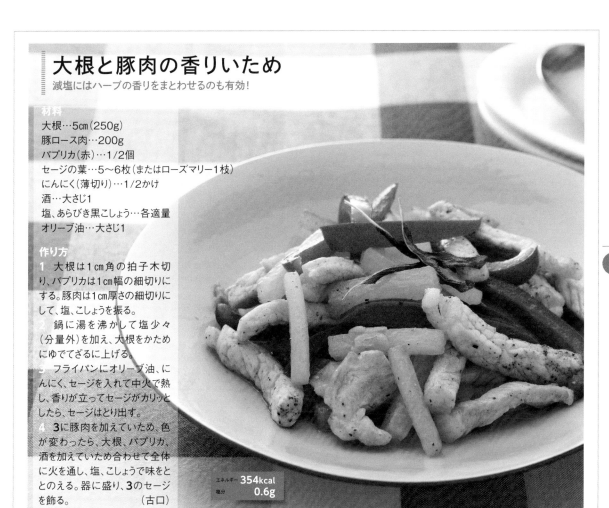

エネルギー **354kcal**
塩分 **0.6g**

あんずとさつまいも ヨーグルトあえ

鉄分に加えて食物繊維もどっさり

材料
さつまいも…160g
干しあんず…60g
松の実…大さじ1
A┌プレーンヨーグルト
　　…大さじ2
　粒マスタード
　　…小さじ1/2
　フレンチドレッシング
└　(市販)…小さじ2
サラダ菜…4枚

作り方
1 さつまいもは一口大の乱切りにしてゆでる。干しあんずはぬるま湯につけ、やわらかくなったら水けをふいてせん切りにする。松の実はからいりする。
2 ボウルに**A**をまぜ合わせ、**1**を加えてまぜる。
3 器にサラダ菜を敷き、**2**を盛りつける。　　　　(大越)

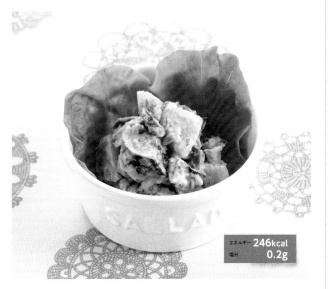

エネルギー **246kcal**
塩分 **0.2g**

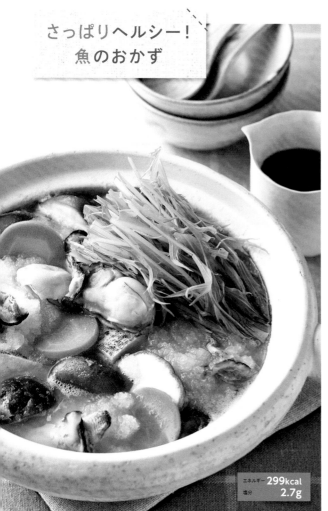

エネルギー **299kcal**
塩分 **2.7g**

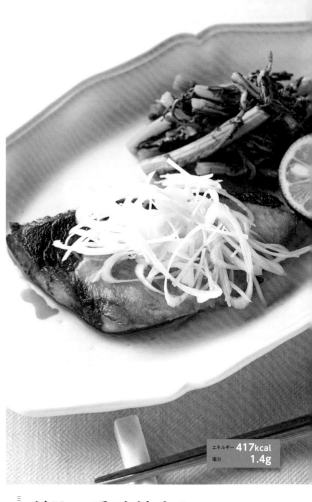

エネルギー **417kcal**
塩分 **1.4g**

カキのみぞれ鍋
減塩ポン酢添え

大根おろしでさっぱり＆ヘルシー！

材料
カキ…10個
焼きどうふ…1丁
しいたけ…4個
にんじん…5cm
水菜…1/2束
大根…1/2本
こぶ…5cm
★ポン酢しょうゆ（2回分）
A［ゆずのしぼり汁…1個分
　 しょうゆ…大さじ3弱
　 酢…大さじ2
　 きび砂糖…大さじ1

作り方
1 カキはきれいに洗う。とうふは一口大に切る。
2 しいたけは半分に切る。にんじんは薄切りにする。水菜は4cm長さに切る。大根はすりおろす。
3 土鍋に水3カップとこぶを入れて煮立て、しいたけ、にんじんを加え、再び煮立ったら**1**を加えて火を通す。仕上げに大根おろし、水菜を加え、さっと煮る。
4 まぜ合わせた**A**につけて食べる。
（鯉江）

ぶりの香味焼きと
春菊のおひたし

薬味にごま油をジュワッ！くさみを消して香りよく

材料
★春菊のおひたし
春菊…1束
A［だし…大さじ2
　 しょうゆ…小さじ1
★ぶりの香味焼き
ぶり…2切れ
長ねぎ…10cm
しょうが（せん切り）
　…1かけ
すだち…1個
B［しょうゆ、酒、みりん
　 …各大さじ1/2
ごま油…大さじ3

作り方
1 春菊は5cm長さに切り、茎、葉の順にゆで、水にとってかたくしぼる。合わせた**A**にひたして10分おく。
2 ねぎは斜め薄切りにして水にさらし、水けをきる。すだちは半分に切る。
3 フッ素樹脂加工のフライパンを熱し、ぶりの両面をこんがりと焼く。**B**を加えて煮からめ、器に盛り、ねぎ、しょうがをのせる。
4 フライパンをきれいにし、ごま油を熱々に熱して**3**にかける。すだちを添え、**1**を盛り合わせる。
（鯉江）

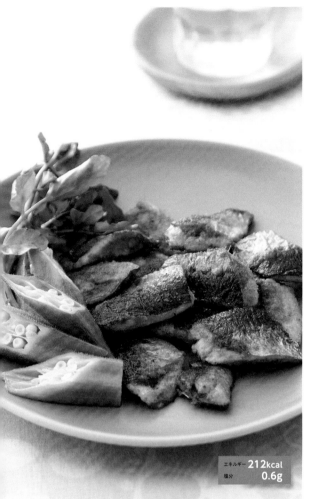

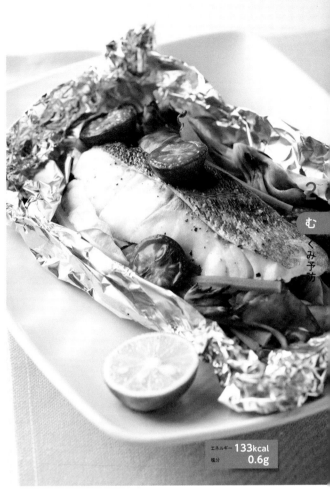

| エネルギー | 212kcal |
| 塩分 | 0.6g |

| エネルギー | 133kcal |
| 塩分 | 0.6g |

２　むくみ予防

いわしのカレーソテー
ガーリックカレー風味でパリッと香ばしい

材料
いわし…3尾
オクラ…4本
にんにく（すりおろし）
　…小さじ1
カレー粉…小さじ2
小麦粉…大さじ1
塩、こしょう…各少々
オリーブ油…大さじ1
クレソン…2束

作り方
1　いわしは三枚におろし、一口大の斜め切りにする。バットに並べて両面に塩、こしょうを振り、にんにく、カレー粉をまぶす。5分ほどおいて味がなじんだら、両面に小麦粉を薄くまぶす。
2　オクラはへたを切り落とし、2cm長さの斜め切りにする。
3　フッ素樹脂加工のフライパンにオリーブ油を熱し、1を皮目から焼く。焼き色がついたら返し、フライパンのあいているところにオクラを並べ、水大さじ2を加えてふたをし、蒸し焼きにする。
4　いわし、オクラに火が通ったら器に盛り、クレソンを添える。　　　（広沢）

たらと野菜のホイル焼き
トースターにおまかせのラクラクレシピ

材料
生たら…2切れ
ミニトマト…2個
まいたけ…1/2パック
キャベツ…1枚
にんじん…5cm
玉ねぎ…1/4個
すだち…1個
塩、こしょう…各適量

作り方
1　たらは塩、こしょうを振る。ミニトマトは半分に切る。
2　まいたけは小房に分ける。キャベツはざく切りに、にんじんはせん切りに、玉ねぎは薄切りにする。
3　四角く切ったアルミホイル2枚に2を等分に広げ、それぞれに1をのせて包む。オーブントースターで全体に火が通るまで15分ほど焼く。すだちを添え、好みであらびき黒こしょうやしょうゆを振る。　　　（鯉江）

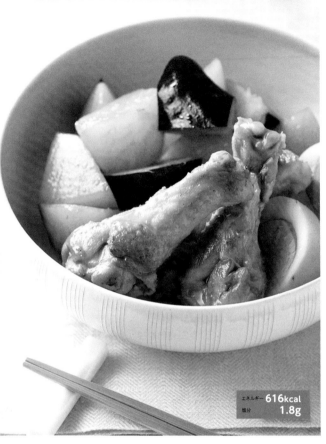

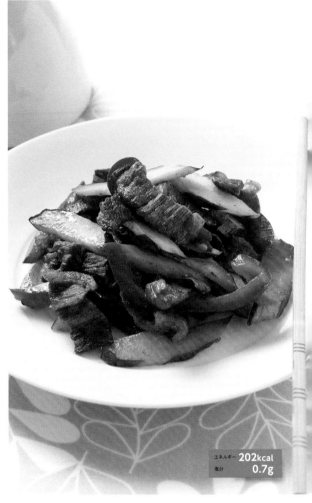

| エネルギー | 616kcal |
| 塩分 | 1.8g |

| エネルギー | 202kcal |
| 塩分 | 0.7g |

鶏手羽元と卵、根菜の さっぱり煮

酢を加えて、減塩でもコク深い味わいに

材料
鶏手羽元…6本
ゆで卵…2個
大根…10cm
さつまいも…小1本
A　きび砂糖、酢
　　…各大さじ2
　　みりん…大さじ1
しょうゆ…大さじ1
油…大さじ1

作り方
1　大根は乱切りにする。さつまいもは皮つきのまま乱切りにし、水に5分ほどさらし、水けをきる。
2　フライパンに油を熱し、鶏肉を入れて全体に焼き目をつける。
3　2に1、ゆで卵を加え、ひたひたの水（1と1/2〜2カップ）とAを加えて落としぶたをし、強めの中火で10〜15分煮る。仕上げにしょうゆを加えてからめ、器に盛る。卵は好みで半分に切る。

（鯉江）

牛肉ときゅうり、パプリカの しょうゆいため

野菜は火を通しすぎずに栄養をキープ

材料
牛もも肉…150g
きゅうり…1本
パプリカ（赤）…1/2個
しょうゆ（減塩）
　…大さじ1/2
油…大さじ1/2
粉ざんしょう…少々

作り方
1　牛肉は2cm幅に切る。きゅうりは縞目に皮をむいて縦半分に切り、3mm厚さの斜め切り、パプリカは細長い乱切りにする。
2　フライパンに油を熱し、中火で牛肉をいため、こんがりとして火が通ったら、きゅうりとパプリカを加えていためる。油が回ったら、鍋肌からしょうゆを回し入れて手早くいため合わせる。器に盛り、粉ざんしょうを振る。（検見﨑）

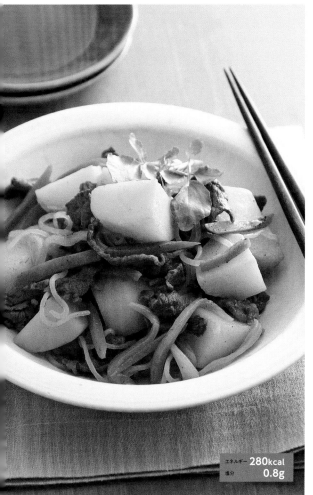

エネルギー **280kcal**
塩分 **0.8g**

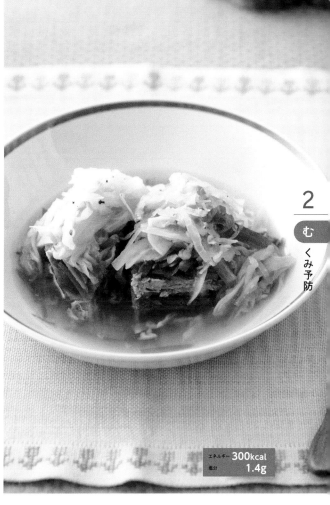

エネルギー **300kcal**
塩分 **1.4g**

肉じゃが
肉から出るうまみとかつおだしで減塩

材料
牛こまぎれ肉…150g
じゃがいも…2個(300g)
玉ねぎ…1/4個
にんじん…30g
しらたき…50g
A┌ だし(かつおだし)
  │   …3/4カップ
  └ しょうゆ…大さじ1/2
油…大さじ1/2
クレソン…少々

作り方
1 じゃがいもは一口大に切り、水にさらして水けをきる。玉ねぎは薄切りに、にんじんは4〜5cm長さの細切りにする。
2 しらたきはひとゆでし、食べやすく切る。
3 鍋に油を熱し、**1**を中火でいため、油がなじんだら牛肉を加えて軽くいためる。**A**を加え、煮立ったら弱火にしてアクをとる。
4 **2**を加え、落としぶたをして15〜17分、ときどきまぜながらじゃがいもがやわらかくなるまで煮る。
5 器に盛り、クレソンを添える。
(検見﨑)

豚肉とたっぷり野菜の 重ね煮
野菜自身の水分で煮るから驚くほど甘みが濃い

材料
豚もも薄切り肉…200g
玉ねぎ…1個
大根…100g
にんじん…1本(100g)
キャベツ…200g
酒…1/4カップ
しょうゆ…小さじ1
塩…小さじ1/4

作り方
1 玉ねぎは3mm厚さに切る。大根は皮つきのまま太めのせん切りに、にんじん、キャベツも太めのせん切りにする。
2 鍋に玉ねぎ、大根の半量を重ねて広げ、豚肉の半量を広げてのせ、にんじん、キャベツの半量を重ねる。
3 **2**と同じ要領で、残りの玉ねぎ、大根、豚肉、にんじん、キャベツを順に重ねる。
4 酒、しょうゆを加え、ふたをして弱火で20分ほど煮て、塩で味をととのえる。
(ワタナベ)

109

焼きなすのじゃこねぎのせ
じゃこをくるっと巻いて召し上がれ

材料
なす…3個
ちりめんじゃこ…大さじ4
細ねぎ（小口切り）
　…2本
しょうゆ…大さじ1/2
油…大さじ2

作り方
1　なすは縦に5mm厚さの薄切りにする。
2　フライパンに油を熱し、1の両面をこんがり焼き、器に盛る。
3　2のフライパンを熱し、ちりめんじゃこをカリッといため、2にのせる。細ねぎを散らし、しょうゆをかける。　（鯉江）

エネルギー **199kcal**
塩分 **2.7g**

青じその生春巻き
香りのよい青じそで気分さわやかに

材料
鶏胸肉…1/2枚
水菜…1束
青じそ（せん切り）
　…10枚
はるさめ…10g
ライスペーパー…4枚
酒…大さじ1
塩…ひとつまみ
A┌ トマトケチャップ
　│　　…大さじ2
　│ 豆板醤、レモン、はち
　└ みつ…各小さじ1

作り方
1　耐熱の深皿に鶏肉を入れ、酒、塩を振る。鍋に皿ごと入れ、皿の2/3の高さまで鍋に水を注いでふたをする。中火にかけ、沸騰後10分ほど蒸し、そのまま冷ます。
2　1を手で太めに裂く。水菜は4cm長さに切り、青じそと合わせる。はるさめは水でもどして熱湯で2分ほどゆで、適当な長さに切る。
3　ライスペーパーを水にくぐらせ、2の具材を筒状に巻く。3等分に切って器に盛り、まぜ合わせたAを添える。　（阪口）

エネルギー **235kcal**
塩分 **1.4g**

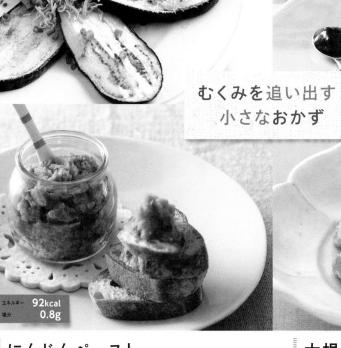

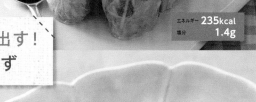
むくみを追い出す！
小さなおかず

エネルギー **92kcal**
塩分 **0.8g**

エネルギー **187kcal**
塩分 **0.4g**

にんじんペースト
じっくり蒸し煮にしたにんじんは、極上の甘み

材料（作りやすい分量）
にんじん…大1本（200g）
レモン汁…少々
クミンパウダー（あれば）
　…小さじ1
塩…小さじ1/4
こしょう…小さじ1/2
オリーブ油…大さじ1

作り方
1　にんじんは3mm厚さの輪切りにする。
2　鍋にオリーブ油を熱し、1と塩を加えて1分ほどいためる。水1/2カップを加えてふたをし、弱火で5分ほど蒸し煮にする。
3　にんじんがやわらかくなり、ほぼ水分がなくなったら、こしょうを加え、フォークなどであらくつぶす。
4　冷めたらレモン汁とクミンパウダーを加えてまぜる。　（阪口）

大根と干しいちじくのごまあえ
食感の違う2つの食材の組み合わせが新鮮！

材料
大根…6cm（300g）
干しいちじく…3個（50g）
A┌ ねり白ごま…大さじ2
　│ 砂糖…大さじ1
　│ きな粉…小さじ2
　└ 酢…小さじ1

作り方
1　大根は小さめの乱切りにして、塩ゆでする。干しいちじくは8等分に切る。
2　ボウルにAをまぜ合わせ、ゆで上がった熱々の大根といちじくを加えて、よくあえる。　（古口）

まるごとトマトの煮びたし

上品な煮汁でさっぱりと食べられる

材料
トマト…2個
A┌ だし…1と1/2カップ
 │ みりん…大さじ1
 │ しょうゆ…大さじ1/2
 └ 塩…ひとつまみ
かつお節…ふたつまみ
青じそ(せん切り)…2枚

作り方
1 トマトは湯むきし、へたの反対側に十文字の切り込みを入れる。
2 小鍋にAを入れてまぜ、1を入れて火にかける。煮立ったら弱火にし、お玉で汁をかけながら5分煮る。器に汁ごと盛り、かつお節と青じそをのせる。(鯉江)

ピーラーにんじんのしりしり風

ツナのうまみがしみて、ごはんにも合う

材料
にんじん…1/2本
ツナ缶…小1缶(75g)
だし…小さじ2
塩…少々
ごま油…小さじ1/2

作り方
1 にんじんはピーラーで薄くそぐ。ツナは缶汁をよくきる。
2 フライパンにごま油を熱し、1を入れてしんなりするまでいため、だし、塩で調味する。(鯉江)

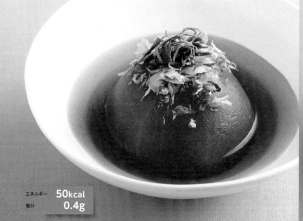

エネルギー **50kcal**
塩分 **0.4g**

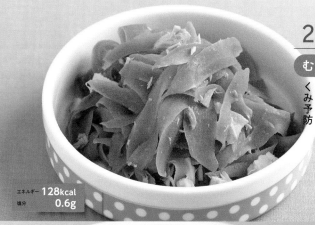

エネルギー **128kcal**
塩分 **0.6g**

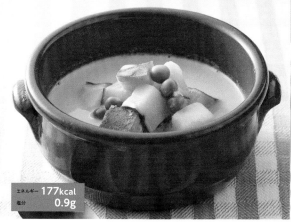

エネルギー **177kcal**
塩分 **0.9g**

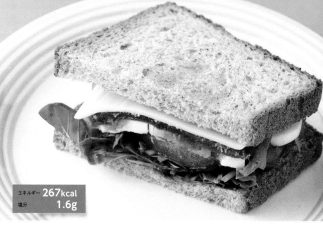

エネルギー **267kcal**
塩分 **1.6g**

豆乳のみそ仕立てスープ

おいもをゴロゴロ入れて、食べごたえも満点!

材料
さつまいも…100g
A┌ グリーンピース…20g
 │ 豆乳(無調整)
 │ …1と1/2カップ
 └ みそ…小さじ2
だし…1カップ
鶏ガラスープのもと
 …適量

作り方
1 さつまいもは皮つきのまま1cmの角切りにして水にさらし、ざるに上げる。小鍋にだしとさつまいもを入れ、弱めの中火で5分ほど煮る。
2 Aを加えてひと煮し、味をみて薄ければ鶏ガラスープのもとを加える。器に盛って、好みでオリーブ油をたらす。(井澤)

ベビーリーフのカラフルサンド

野菜とたんぱく質をしっかり! 朝ごはんにも◎

材料
胚芽食パン(6枚切り)…2枚
A┌ ベビーリーフ…1/2袋(20g)
 │ トマト(薄切り)…1/2個
 │ ゆで卵(薄切り)…1個
 │ ハム…6枚
 └ スライスチーズ…1枚
バター…少々
オリーブ油…小さじ1

作り方
1 パンはトーストし、バターを塗る。
2 パン1枚にAを順にのせ、オリーブ油をかけ、もう1枚ではさむ。半分に切り、器に盛る。(鯉江)

5

妊娠糖尿病を予防する

妊娠中はホルモンの作用や食事量の増加などで、高血糖になりやすい状態。
肥満ぎみの人、糖尿病の家族がいる人、高年出産の人などは、特に注意が必要です。

Keyword

GI値

糖がゆっくり吸収される 低GI食品を選んで

"GI"とはグリセミック・インデックスの略で、食後の血糖値の上昇度を示す指標です。血糖値が急激に上昇すると、インスリンというホルモンが過剰に分泌されて糖をため込み、脂肪に変えてしまいます。主食となる炭水化物のなかでも、GI値はさまざま。低GI食品を味方につけて、血糖値を急上昇させない食事を心がけましょう。(p.40参照)

和食はすごい！

主食、主菜、副菜の和の献立は、栄養バランスがととのうだけでなく、血糖値が上がりにくい点でも優秀！ 脂質も少ないので、太りにくい体づくりにぴったりです。減塩を心がければ、最強の妊婦ごはんに！

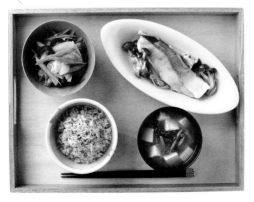

血糖値をコントロールするための

3つのポイント

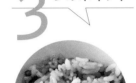

1 主食は 茶色を選ぶ

炭水化物はすぐれたエネルギー源であり、妊娠中も欠かせない栄養素です。ただ、白米や食パン、うどんなどの白い主食は血糖値を上昇させやすい高GI食品。妊娠中は、玄米や雑穀米、ライ麦パン、スパゲッティや全粒粉のパスタなど、GI値の低い食品がおすすめです。

2 食物繊維を 意識してとる

食物繊維には、糖質の吸収をゆるやかにしてくれる働きがあります。また、空腹感を抑える作用があるので、ドカ食いによる血糖値急上昇を防ぐ効果も。野菜やきのこ類、海藻など、食物繊維を多く含む食材を活用して。

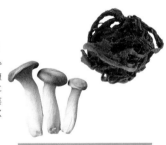

ベジタブルファーストで血糖値をコントロール

食物繊維
↓
たんぱく質
↓
炭水化物

"食べる順番"も血糖値のコントロールに有効です。まず食物繊維が多い野菜類から食べ始め、つづいて主菜、主食と箸を進めることで、糖の吸収をゆるやかに。

3 糖質の代謝を高める ビタミンB₁を補給

ビタミンB₁は、糖をエネルギーとして活用するときに重要な働きをする栄養素です。代表選手は、玄米や豚肉、卵、豆類など。糖の代謝を助け、血糖値を下がりやすくしてくれます。

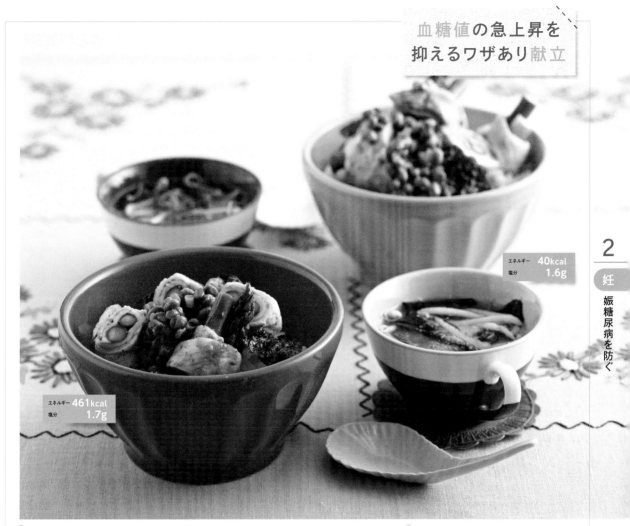

エネルギー **40kcal**
塩分 **1.6g**

エネルギー **461kcal**
塩分 **1.7g**

くるくる鶏ささ身と
アスパラの照り焼き丼

食物繊維と発酵食品で血糖値の上昇をゆるやかに

材料
グリーンアスパラガス…4本
鶏ささ身…4本
A［コチュジャン…小さじ1/2
　 にんにく（すりおろし）…少々
　 塩、こしょう…各適量
B［水…1/4カップ
　 酒、みりん、しょうゆ…各小さじ2
　 コチュジャン…小さじ1/2
ごま油…小さじ1
韓国のり…4枚
納豆…1パック
細ねぎ（小口切り）…適量
あたたかいごはん…300g

作り方
1　アスパラガスはラップで包み、電子レンジで40秒ほど加熱し、長さを半分に切る。
2　ささ身はラップではさみ、めん棒などでたたいて薄くのばし、Aで下味をつける。
3　2に1をのせて、端から巻く。
4　フライパンにごま油を熱し、3を入れて焼き色をつける。Bを加えてふたをし、肉に火が通ったらいったんとり出す。
5　たれが煮詰まったら、4を戻し入れてからめ、一口大に切る。
6　器にごはんを盛り、韓国のり、5、納豆をのせ、細ねぎを散らす。

わかめと
もやしのスープ

レモンの酸味がアクセント！
アジアンテイストのみそスープ

材料
カットわかめ…大さじ1/2
もやし…70g
顆粒だし…小さじ1/2
みそ…大さじ1
すり白ごま、レモン汁…各小さじ1

作り方
1　わかめは水でもどし、水けをきる。
2　鍋に水2カップと顆粒だしを入れて煮立て、もやし、わかめを入れる。
3　みそをとき入れ、すりごま、レモン汁を加える。　　　　　　　　　　（祐成）

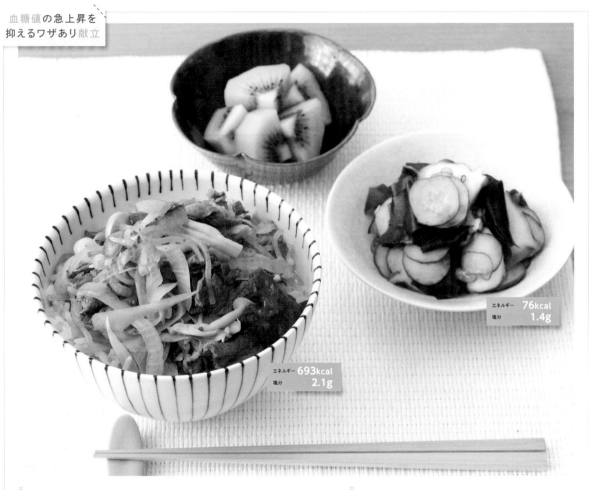

エネルギー **76kcal**
塩分 **1.4g**

エネルギー **693kcal**
塩分 **2.1g**

具だくさん牛丼

しらたきやごぼうで賢くカロリーダウン

材料
牛ロース薄切り肉…180g
玉ねぎ…小1個
ごぼう…1/4本（50g）
しめじ…1/2パック
しらたき…1/2袋（100g）
だし…1カップ
A┌しょうゆ…大さじ1と1/2
　└きび砂糖、酒、みりん…各大さじ1
あたたかい金芽米ごはん…茶わん2杯分

作り方
1　玉ねぎは縦半分に切り、繊維に直角に1cm厚さに切る。ごぼうはささがき
にする。しめじはほぐす。しらたきは食べやすく切り、下ゆでする。
2　牛肉は食べやすく切る。
3　鍋にだしを煮立て、1を入れて煮る。野菜がやわらかくなったらAと2を加え
て2〜3分煮る。
4　器にごはんを盛って3をのせ、好みで紅しょうがを添える。

たこときゅうりの酢の物

血中脂質を低下させる酢の物を合わせて

材料
ゆでだこ…100g
きゅうり…1本
カットわかめ…3g
A┌酢…大さじ2
　│きび砂糖…大さじ1
　└塩…少々

作り方
1　わかめは水でもどして水けをきる。たこは薄切り
に、きゅうりは小口切りにして塩もみする。
2　まぜ合わせたAに1を加えてあえる。　　（鯉江）

ブロッコリーの粉チーズソテー

ブロッコリーは蒸し煮にして、栄養をキープ

材料
ブロッコリー…150g
塩、あらびき黒こしょう…各少々
粉チーズ…大さじ1
オリーブ油…小さじ1

作り方
1 ブロッコリーは小房に分ける。
2 フライパンにオリーブ油を熱し、1を中火でいためる。全体に油が回ったら塩を振り、水大さじ1を加え、ふたをして2分ほど弱火で蒸し煮にする。
3 火が通ったら、ふたをとって水分をとばし、粉チーズを加えてからめ、こしょうを振る。　　（牧野）

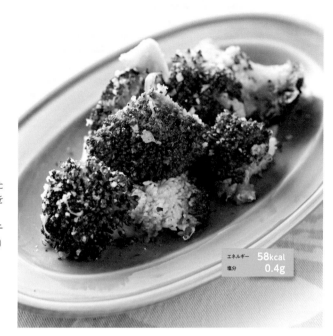

エネルギー 58kcal
塩分 0.4g

材料
あたたかい発芽玄米ごはん
　…茶わん2杯分
シーフードミックス（冷凍）
　…150g
ピーマン…2個
にんじん…3cm
玉ねぎ…1/4個
にんにく…1かけ
卵…2個
A　カレー粉…大さじ1/2
　　塩、こしょう…各少々
オリーブ油…大さじ1

作り方
1 ピーマン、にんじん、玉ねぎ、にんにくはみじん切りにする。
2 フライパンにオリーブ油、にんにくを入れて熱し、シーフードミックス、1の野菜を加えていためる。
3 ごはんを加えてパラパラになるまでいため、Aで調味し、器に盛る。
4 フライパンをきれいにし、油少々（分量外）を熱して卵を割り入れ、目玉焼きを作り、3にのせる。好みでミニトマトを添える。　　（鯉江）

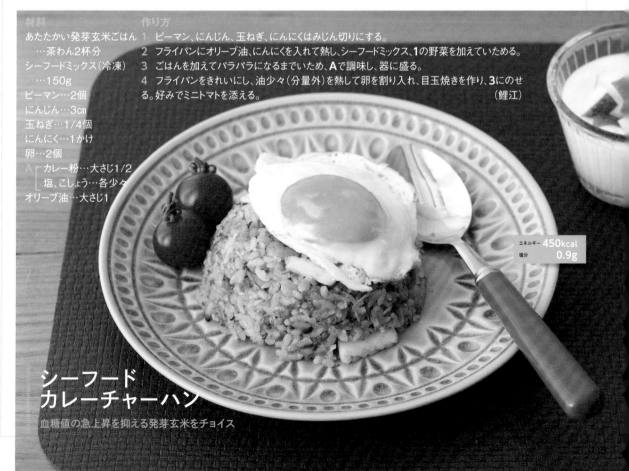

エネルギー 450kcal
塩分 0.9g

シーフードカレーチャーハン

血糖値の急上昇を抑える発芽玄米をチョイス

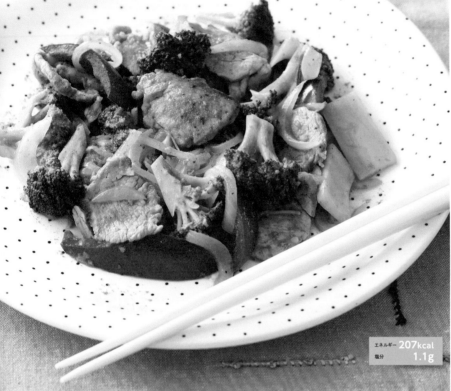

豚肉とブロッコリーの
カレーいため
肉を食べるなら、たっぷりの野菜とともに

材料
豚ヒレ肉…160g
玉ねぎ…1/4個
パプリカ(赤)…1/2個
ブロッコリー…100g
にんにく…1/2かけ
A [小麦粉、カレー粉…各少々
白ワイン…大さじ1
塩、こしょう、カレー粉…各適量
オリーブ油…大さじ1

作り方
1 豚肉はそぎ切りにして、塩、こしょうをし、Aをまぶす。玉ねぎとにんにくは薄切りに、パプリカは乱切りにする。ブロッコリーは一口大に切り、かために塩ゆでにする。
2 フライパンにオリーブ油とにんにくを入れて弱火にかけ、香りが出てきたら1の豚肉を入れて両面を焼き、野菜も加えていため合わせる。
3 白ワインとカレー粉を振り入れて、からめるようにいため、塩、こしょうで味をととのえる。 (大越)

| エネルギー | 207kcal |
| 塩分 | 1.1g |

もやし入りたけのこごはん
ぷちぷち、シャキシャキの歯ごたえを楽しんで

材料(作りやすい分量)
米…360㎖(2合)
押し麦…1袋(50g)
もやし…1/2袋(100g)
たけのこ(水煮)…70g
にんじん…1/2本(70g)
豚ひき肉…100g
A [酒、しょうゆ、みりん
…各大さじ1
鶏ガラスープのもと
…小さじ1
酒、塩…各適量
こしょう…少々

作り方
1 米は洗って、押し麦とともに炊飯器に入れ、2の目盛りより少し多め(50㎖ほどプラス)に水かげんする。
2 もやしは洗ってざるに上げ、水けをきる。たけのこは薄切りにし、酒、塩各少々を加えた湯でゆでる。にんじんは3〜4cm長さの細切りにする。
3 ボウルにひき肉、酒、塩各少々、こしょうを入れ、ざっくりまぜる。
4 1にAを加えてひとまぜし、3を指でつまみながら落とし入れ、2をのせ(かきまぜない)、ふつうに炊く。 (舘野)

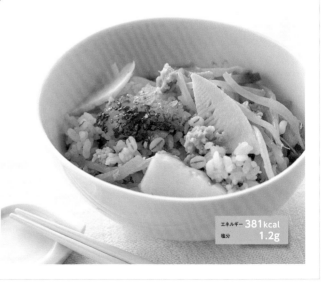

| エネルギー | 381kcal |
| 塩分 | 1.2g |

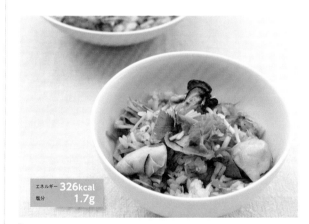

温野菜のたらことうふディップ
たらこの塩けとうまみがとうふにマッチ!

材料
にんじん…1/4本
かぶ…1/2個
れんこん…1/4節
かぼちゃ…1/8個
オクラ…3本
木綿どうふ…1/3丁（100g）
A「たらこ（ほぐしたもの）
　　…大さじ3
　　オリーブ油…大さじ1
　　こしょう…少々

作り方
1 とうふはキッチンペーパーを敷いたざるにくずして入れ、10分ほどおいて水きりし、Aとまぜ合わせる。
2 にんじんは1cm角の棒状に切る。かぶは茎を少し残して切り落とし、くし形に切る。れんこん、かぼちゃは1cm厚さに食べやすく切る。
3 蒸気の上がった蒸し器に2とオクラを入れて5分蒸し、かぶ、オクラをとり出し、さらに5分蒸す。器に盛り、1を添える。　　（鯉江）

> エネルギー **247kcal**
> 塩分 **2.1g**

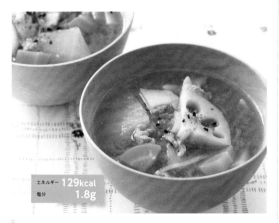

> エネルギー **326kcal**
> 塩分 **1.7g**

> エネルギー **129kcal**
> 塩分 **1.8g**

カキの炊き込みごはん
"あと入れ"でカキのプリプリをキープ

材料
米…180ml（1合）
カキ…150〜200g
しょうが…1かけ
ごぼう…30g
だし…1/2カップ
A「酒…大さじ1
　　薄口しょうゆ
　　…大さじ1/2
かたくり粉…適量
三つ葉…適量

作り方
1 カキをボウルに入れ、かたくり粉をたっぷりまぶして水ですすぎ、やさしく洗う。
2 鍋にだしとAを入れて煮立て、カキを加えて1分ほど煮て、煮汁につけたまま人肌に冷まし、カキが大きければ半分に切る。
3 しょうがはせん切りにし、ごぼうはささがきにする。
4 炊飯器に洗った米、2の煮汁をこして入れ、1の目盛りに足りなければだし（分量外）を加え、3をのせてふつうに炊く。
5 炊き上がったらカキを加え、ふたをして蒸す。器に盛り、刻んだ三つ葉をのせる。（ほりえ）

根菜たっぷり豚汁
こっくりした味わいで、体がほっとあたたまる

材料
豚もも薄切り肉
　　…30g
大根…2cm
にんじん…3cm
里いも…1個
れんこん…2cm
長ねぎ…1/4本
だし…2と1/2カップ
みそ…大さじ1と1/3
ごま油…小さじ2

作り方
1 豚肉は細切りにする。大根、にんじん、里いも、れんこんは、厚めのいちょう切りにする。れんこんは5分ほど水にさらし、水けをきる。ねぎは小口切りにする。
2 鍋にごま油を熱して豚肉をいため、色が変わったら残りの1を加えてさっといためる。
3 だしを加え、煮立ったらアクをとり、ふたをして野菜がやわらかくなるまで煮る。みそをとき入れ、火を止める。器に盛り、好みで七味とうがらしを振る。（牧野）

麻婆豆腐

豚肉×香味野菜で、糖質の代謝を促進！

材料
豚ひき肉…100g
木綿どうふ…1丁（300g）
長ねぎ…1/4本
しょうが、にんにく
　　…各1/2かけ
にら…1/4束
豆板醤…小さじ1/4
A┌ 鶏ガラスープのもと
　│　　…小さじ1/4
　│ みそ、酒…各小さじ2
　│ しょうゆ…大さじ1
　└ 水…1/4カップ
水どきかたくり粉…大さじ1/2
油…大さじ1/2
ごま油…小さじ1

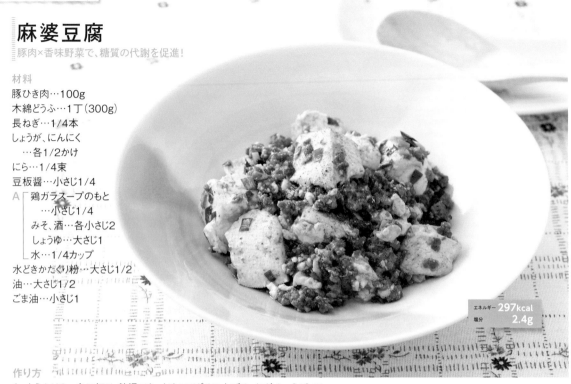

エネルギー **297kcal**
塩分 **2.4g**

作り方
1　とうふは2cm角に切り、熱湯でさっとゆでてざるに上げる。ねぎ、しょうが、にんにくはみじん切りにする。にらはこまかく刻む。
2　フライパンに油を熱し、ひき肉を入れてポロポロになるまでいため、ねぎ、しょうが、にんにくを加えてさらにいためる。香りが立ったら豆板醤を加え、全体がなじんだら**A**を加えて2〜3分煮る。
3　とうふを加えてひと煮し、水どきかたくり粉でとろみをつける。にらを加えてさっと煮、ごま油を回し入れる。器に盛り、好みで粉ざんしょうを振る。　（牧野）

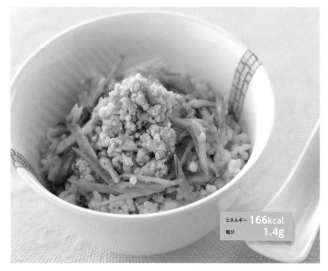

エネルギー **166kcal**
塩分 **1.4g**

にんじんの鶏そぼろ丼

にんじんの甘みが上品なキレイ色そぼろ

材料
にんじん…1本（100g）
鶏ひき肉…150g
絹さや…50g
A┌ 水…1/2カップ
　│ かつお節
　│　　…ひとつまみ
　│ みりん…大さじ1/2
　│ 酒…大さじ1
　└ しょうゆ…大さじ1弱
油…小さじ1
あたたかい玄米ごはん
　　…300g

作り方
1　にんじんはすりおろす。絹さやは筋をとってさっと塩ゆでし、手早く冷まし、細切りにする。
2　鍋に油を熱し、ひき肉を入れてパラパラにいため、にんじんを加えて3〜4分いためる。**A**を加え、汁けがなくなるまで5〜6分煮る。
3　器に玄米ごはんを盛り、**2**をのせ、絹さやを散らす。
　　　　　　　　　　　（舘野）

鮭とかつお節の玄米チャーハン

玄米は低GI値で、鉄分も豊富な優秀主食

材料
あたたかい玄米ごはん…300g
鮭…2切れ
しょうが…1/2かけ
長ねぎ…1/3本
卵…2個
レタス…4枚
かつお節…小2袋（10g）
酒、しょうゆ…各小さじ2
塩、こしょう…各少々
ごま油…大さじ1と1/2

作り方
1 鮭はグリルで焼き、皮を除いて身をほぐす。しょうが、ねぎはみじん切りにする。
2 鍋にごま油を熱し、しょうが、ねぎをいため、香りが立ったら鮭を加える。
3 玄米ごはんと卵をまぜ合わせ、2に加えてよくいためながらまぜる。塩、こしょうをし、酒を回し入れ、全体をいため合わせる。
4 ちぎったレタスを加え、レタスがしんなりしないうちにしょうゆを回し入れ、かつお節を加え、ひとまぜして器に盛りつける。　　　　　（大越）

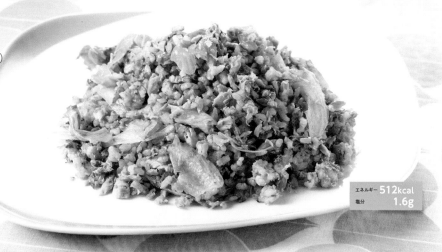

エネルギー 512kcal
塩分 1.6g

はるさめとレタスのスープ

満腹感のあるはるさめ入りで、食べすぎ防止にも

材料
はるさめ…15g
きくらげ（乾燥）…2g
にんじん…30g
長ねぎ…1/2本
レタス…100g
卵…1個
A［ 湯…2カップ
　　固形スープ…1個
　　酒…大さじ1
B［ 豆板醤…小さじ1/4
　　塩、こしょう
　　　…各少々
酢…大さじ1

作り方
1 はるさめは湯でもどし、適当な長さに切る。
2 きくらげは水でもどして細切りにする。にんじんはあらみじんに切り、ねぎは斜め薄切りにする。
3 鍋にAを合わせて煮立て、2を加えてひと煮する。Bで味をととのえ、レタスを一口大にちぎって加える。
4 レタスがしんなりしたら1を加え、再び煮立ったら卵を割りほぐして流し入れ、ふんわりと浮いてきたら火を止め、酢を加える。　　（検見﨑）

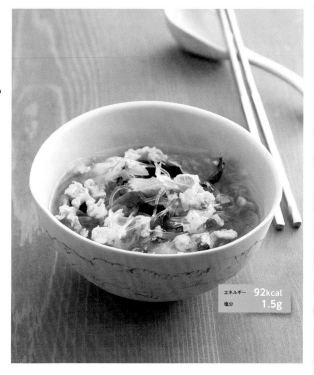

エネルギー 92kcal
塩分 1.5g

鶏肉の
カレーグリル

鶏胸肉は上質なたんぱく質の宝庫☆
しっとりやわらかく焼き上げます

材料

鶏胸肉…1枚（180g）
A┌ カレー粉、オリーブ油…各小さじ1
　│ 塩…小さじ1/6
　│ パプリカパウダー、こしょう
　└ 　…各少々
エリンギ…2本（60g）
玉ねぎ（1cm厚さの輪切り）…4枚
グリーンアスパラガス…4本

作り方

1　鶏肉は皮と脂肪を除いてそぎ切り
にし、Aをもみ込む。
2　エリンギは縦半分に切る。アスパラ
ガスは根元のかたいところを切り落と
す。
3　耐熱容器にエリンギ、玉ねぎを入れ
てオーブントースターで4〜5分焼き、
鶏肉とアスパラガスものせて、さらに7
〜8分焼く。　　　　　　　　　（検見﨑）

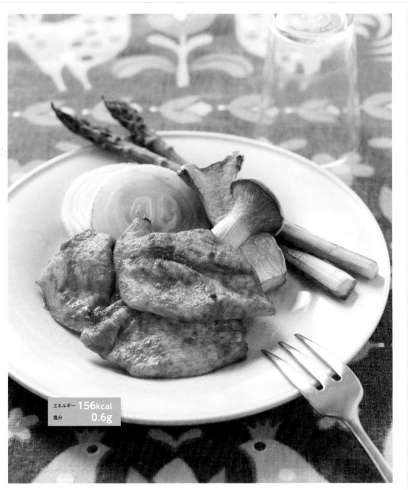

エネルギー **156kcal**
塩分 **0.6g**

えびとグリーンピースのアボカドあえ

えび＆アボカドの黄金コンビをサラダ仕立てに

材料

ゆでえび…100g
グリーンピース（さやから出したもの）…1/2カップ
アボカド…小1個
A┌ レモン汁…大さじ1
　│ オリーブ油、しょうゆ…各小さじ1
　└ ねりわさび、砂糖…各少々
サニーレタス…3〜4枚

作り方

1　グリーンピースは塩ゆでし、水にとって冷まし、水けをきる。
2　アボカドは1cm角に切ってボウルに入れ、Aを加えてなじ
ませ、1、えびを加えてさっくりあえる。
3　サニーレタスは食べやすい長さの細切りにし、キッチン
ペーパーで包んで水けをとる。
4　器に3を敷き、2を盛る。　　　　　　　　　　　（舘野）

エネルギー **213kcal**
塩分 **0.8g**

豚ヒレの青のリピカタ

青のりでコーティングするから、うまみがギュッ!

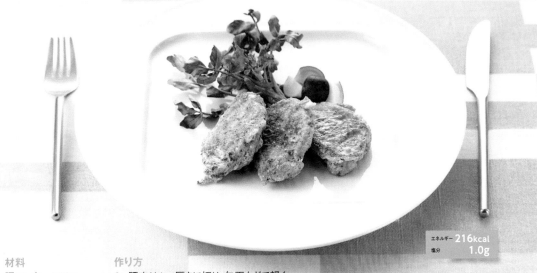

エネルギー	216kcal
塩分	1.0g

材料
豚ヒレ肉…180g
A┌卵…1個
　└青のり…大さじ1/2
小麦粉…少々
塩、こしょう…各少々
油…小さじ2
クレソン…1/2束
ラディッシュ…2個

作り方
1　豚肉は1cm厚さに切り、包丁などで軽くたたいて、塩、こしょうを振る。
2　クレソンは食べやすく切り、ラディッシュは4等分にする。
3　豚肉に小麦粉を薄くまぶし、まぜ合わせた**A**をたっぷりつける。
4　フライパンに油を熱し、中火で**3**の両面を焼き、器に盛って**2**を添える。　　（大越）

豆のヨーグルトサラダ

脂質や糖の代謝を助けるビタミンB群が豊富

材料
ミックスビーンズ（水煮）…200g
玉ねぎ…1/4個
A┌プレーンヨーグルト…1/4カップ
　│オリーブ油…大さじ1
　│はちみつ、粒マスタード…各小さじ1
　│酢…小さじ1/2
　└塩、こしょう…各少々
くるみ（砕く）…5個

作り方
1　玉ねぎはみじん切りにする。
2　ボウルに**A**をまぜ合わせ、ミックスビーンズ、**1**を加えてあえる。器に盛り、くるみを散らす。　（鯉江）

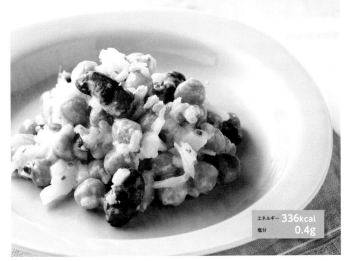

エネルギー	336kcal
塩分	0.4g

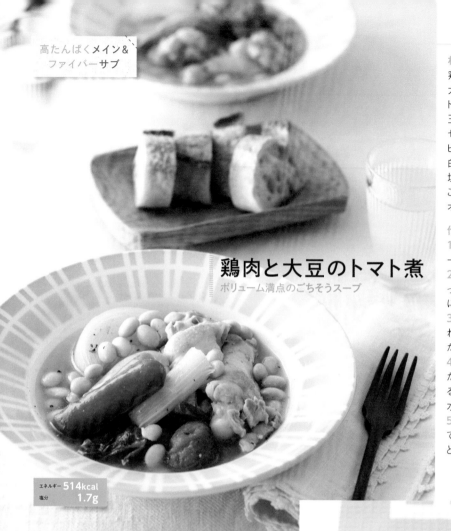

鶏肉と大豆のトマト煮
ボリューム満点のごちそうスープ

材料
鶏手羽元…6本
大豆（水煮）…100g
トマト…6個
玉ねぎ…1個
セロリ…1/2本
ピーマン（黄、緑）…各1個
白ワイン…3/4カップ
塩…小さじ1/2
こしょう…少々
オリーブ油…小さじ1

作り方
1　手羽元は流水で洗い、キッチンペーパーで水けをふく。
2　玉ねぎは6等分に、セロリは筋をとって長さを2等分にし、さらに縦3等分に切る。ピーマンは縦2等分にする。
3　鍋を中火にかけてオリーブ油を入れ、1を加えて軽く焼き目がつくまでいためる。
4　トマト以外の野菜を加えてさっといため、白ワインを加えてひと煮立ちさせる。トマト、大豆を加え、かぶる程度の水を注ぐ。
5　アクをとりながらひと煮し、弱火にして15分ほど煮て、塩、こしょうで味をととのえる。　　　　（ワタナベ）

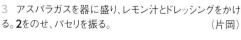

エネルギー **514kcal**
塩分　**1.7g**

アスパラガスのミモザサラダ
みずみずしいアスパラに、まったり卵をからめて

材料
グリーンアスパラガス…6本
ゆで卵…1個
レモン汁、パセリ（みじん切り）…各少々
フレンチドレッシング（市販）…大さじ1

作り方
1　アスパラガスは根元を切り落とし、かたい皮をピーラーでむき、塩ゆでして湯をきる。
2　ゆで卵はみじん切りにする。
3　アスパラガスを器に盛り、レモン汁とドレッシングをかける。2をのせ、パセリを振る。　　　　（片岡）

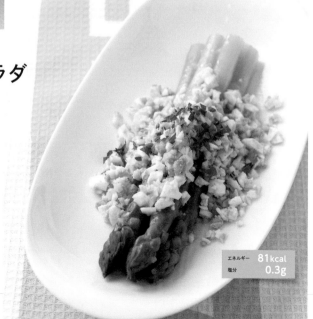

エネルギー **81kcal**
塩分　**0.3g**

新じゃがとタンドリーラムのソテー

ヨーグルトにつけ込んで、やわらかジューシー

材料

新じゃがいも…200g
玉ねぎ…1個
ラムもも肉…150g
A ┌ プレーンヨーグルト…1/4カップ
　│ カレー粉…小さじ1/2
　│ トマトケチャップ…大さじ1
　│ にんにく（すりおろし）…ごく少々
　│ オリーブ油…小さじ1
　└ 塩…ひとつまみ
塩、こしょう…各少々
オリーブ油…適量

作り方

1　じゃがいもは皮つきのまま洗って一口大に切り、耐熱皿にのせ、ラップをして電子レンジで4〜5分加熱する。玉ねぎは1cm厚さに切る。
2　ボウルにAをまぜ合わせ、1cm厚さに切ったラム肉を30分以上つけ込む。
3　フライパンにオリーブ油少々を熱し、1をこんがりと焼き、軽く塩、こしょうをして器にとる。
4　同じフライパンにオリーブ油を熱し、2の汁けを軽くきって入れ、強火で焼く。3の器に盛り合わせ、あればパセリを添える。　　（舘野）

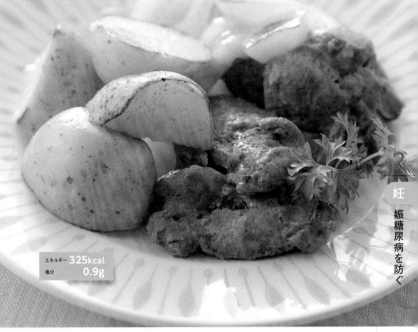

エネルギー **325kcal**
塩分 **0.9g**

小松菜とあさりのオムレツ

低GIで、鉄やたんぱく質もしっかり！

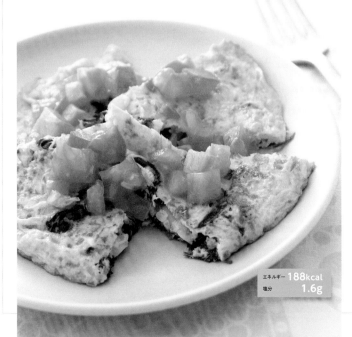

エネルギー **188kcal**
塩分 **1.6g**

材料

小松菜…2株
あさり（水煮）…80g
玉ねぎ…1/4個
トマト…1/4個
卵…2個
塩、こしょう…各少々
しょうゆ…小さじ1
オリーブ油…大さじ1

作り方

1　小松菜は2cm長さに切る。玉ねぎはみじん切りに、トマトは1cm角に切る。
2　フッ素樹脂加工のフライパンにオリーブ油小さじ2を熱し、玉ねぎを加えてしんなりするまで中火でいためる。あさり、小松菜を加えていため合わせ、塩、こしょうで調味し、火を止める。
3　ボウルに卵を割りほぐし、あら熱のとれた2、しょうゆを加えてよくまぜ合わせる。
4　2のフライパンをさっと洗い、熱してからオリーブ油小さじ1を入れる。フライパンがじゅうぶんにあたたまったら3を一気に流し入れ、箸で大きく数回まぜ、そのまま中火で焼く。焼き色がついたら返し、両面を焼く。
5　食べやすい大きさに切って器に盛り、トマトをのせる。　　（広沢）

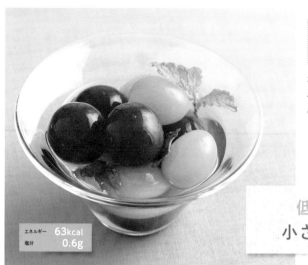

エネルギー 63kcal
塩分 0.6g

ミニトマトのピクルス
さわやかなはちみつミント味

材料
ミニトマト(赤、黄)…計16個
A [酢…大さじ5
　 はちみつ…大さじ2
　 塩…小さじ1/2]

作り方
1 ミニトマトは竹ぐしやフォークで穴を数カ所あける。
2 容器に入れ、まぜ合わせたAを注ぐ。器に盛り、好みでミントの葉を飾る。
●冷蔵庫で半日冷やすと味がなじむ。

(鯉江)

> 低GI値の
> 小さなおかず

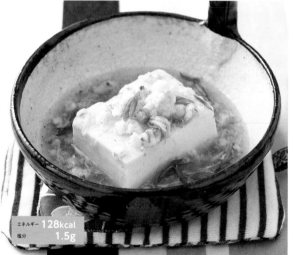

エネルギー 128kcal
塩分 1.5g

とうふのしょうが風味
かにあんかけ
とろんとした口当たりで、食欲のない日にも

材料
絹ごしどうふ…1丁
かに缶…小1缶
しょうが…1かけ
A [だし…1カップ
　 薄口しょうゆ、みりん
　 　…各小さじ1
　 塩…少々]
かたくり粉…小さじ1
細ねぎ…適量

作り方
1 かに缶は身と缶汁に分ける。しょうがはすりおろす。
2 鍋にA、1の缶汁を入れて煮立て、とうふを加える。とうふに火が通ったらとり出し、かにの身を加え、煮立ったらかたくり粉を水小さじ2でといて加え、とろみをつける。
3 器にとうふを盛り、あんをかけ、しょうが、刻んだ細ねぎをのせる。

(牧野)

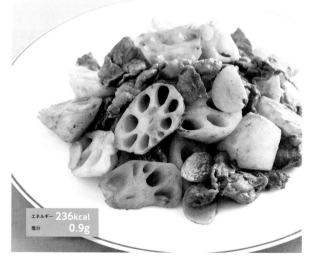

エネルギー 236kcal
塩分 0.9g

れんこんと牛肉の
にんにくいため
食物繊維×たんぱく質で糖の吸収をゆるやかに

材料
れんこん…1節(250g)
牛薄切り肉…100g
にんにく(薄切り)…1かけ
A [しょうゆ…大さじ1/2
　 ねりわさび…小さじ1/4]
オリーブ油…小さじ1

作り方
1 れんこんは乱切りにして水にさらし、水けをきる。牛肉は2cm幅に切る。
2 フライパンにオリーブ油、にんにくを入れて熱し、れんこんを加えていため、ふたをして3分ほど蒸し焼きにする。
3 牛肉を加えて火を通し、まぜ合わせたAで調味する。　(鯉江)

大根のせん切りサラダ

青じその香りや塩こぶで定番サラダを格上げ

材料
大根…5cm
レタス…2枚
トマト…1/2個
青じそ…2枚
塩こぶ…少々
A┌しょうゆ、亜麻仁油
　│　…各大さじ1
　│酢…小さじ2
　└きび砂糖…小さじ1

作り方
1　大根、青じそはせん切りにし、まぜる。
2　レタス、トマトは一口大に切る。
3　器にレタスを敷き、1をのせてトマトを飾り、塩こぶをのせる。Aをまぜてかける。　　　　　　（鯉江）

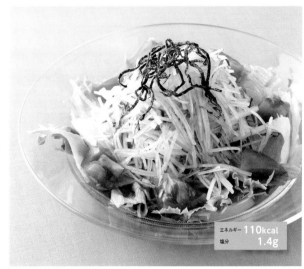

エネルギー 110kcal
塩分 1.4g

とうがんと鶏肉の煮物

淡泊なとうがんに鶏肉のうまみがじんわりしみて

材料（2人分×2回）
鶏もも肉…1枚
とうがん…500g
こぶ…10cm角1枚
A┌長ねぎ（青い部分）
　│　…少々
　│しょうが（薄切り）
　│　…2～3枚
　│にんにく…2かけ
　│酒…1/2カップ
　└塩…小さじ1/2
塩、こしょう…各適量
油…小さじ1

作り方
1　鶏肉は一口大に切り、軽く塩、こしょうする。とうがんはピーラーで薄く皮をむき、表面に格子状の飾り包丁を入れ、4cm角に切る。こぶは1cm角に切る。
2　鍋に油を熱し、鶏肉を皮目から入れ、脂が出てきたらふきとって両面をこんがり焼く。とうがん、こぶ、Aを入れ、ひたひた程度の水を加えて煮る。
3　煮立ったら中火にして、少しずらしてふたをし、20分ほど煮る。煮汁が半量くらいに煮詰まったら、しょうが、ねぎはとり出し、こしょうを振って器に盛る。残りの半量は冷やして食べても。　　（阪口）

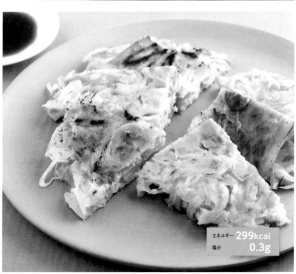

エネルギー 192kcal
塩分 1.0g

ねぎと豚肉のチヂミ

疲れをとって体をあたためる効果も！

材料
長ねぎ…1本
にんじん…5cm
豚もも薄切り肉…100g
A┌小麦粉（あれば全粒粉）
　│　…50g
　│卵…1個
　│水…1/4カップ
　└塩、こしょう…各少々
ごま油…大さじ1

作り方
1　ねぎは斜め薄切りにし、にんじんはせん切りにする。
2　ボウルにAをまぜ、1を加えてまぜる。
3　フライパンにごま油を熱して2の半量を入れ、豚肉の半量をのせ、両面を焼く。残りも同様に焼き、切り分ける。好みで酢じょうゆを添える。　　　　　　　（鯉江）

エネルギー 299kcal
塩分 0.3g

赤ちゃんの体と脳を育てる

妊娠20週ごろから、赤ちゃんの脳は急速に発達を始めます。
育脳食材である魚を積極的に食べることで、赤ちゃんに必要な栄養を届けましょう。

Keyword

DHA・EPA

妊娠中の食事が
赤ちゃんのIQに影響
していたという報告も

主に魚介類に含まれるDHAやEPAは、脳の働きを活性化してくれる必須脂肪酸。週に2〜3回は魚がメインの献立を登場させて。桜えびやツナ缶など、手軽に使えるストック食材を活用した副菜もおすすめです。また、α-リノレン酸も、体内で一部がDHAに変わります。くるみや亜麻仁油、チアシードなどもとり入れましょう。

魚（1回に食べる量）**のDHA・ビタミンD含有量** ※妊娠中のビタミンD目安量は1日8.5μgです。

	DHA	ビタミンD
さんま（100g）	1600mg	14.9μg
うなぎ（かば焼き・120g）	1560mg	22.8μg
ぶり（80g）	1360mg	6.4μg
鮭（80g）	960mg	12.0μg
さば（80g）	776mg	4.1μg
まぐろ（水煮缶・80g）	96mg	2.4μg
しらす干し（半乾燥・10g）	57mg	6.1μg
桜えび（乾燥・10g）	31mg	0μg

ビタミンAの過剰摂取は先天異常のリスクがあるため、初期はうなぎの食べすぎに気をつけて。

体と脳を育てるための **3** つのポイント

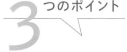

1 脳の働きに必須のDHAをとる

赤ちゃんの神経の発達には、必須脂肪酸であるDHAが欠かせません。DHAは青背魚や銀鮭、まぐろ、かつお、桜えびなどに豊富です。魚の缶詰も便利。体内ではつくり出すことができない栄養素なので、ぜひ積極的に食べて。

2 魚やきのこでビタミンDもしっかり

ビタミンDはカルシウムの吸収を助けるほか、妊娠・出産にとって重要なビタミンであり、脳の発達にも関係することが近年わかってきました。日光に当たることで体内でも合成されますが、魚やきのこなどからも摂取しましょう。

3 体と脳の材料になるたんぱく質を補給

たんぱく質は、脳だけでなく、内臓、血液、筋肉など、赤ちゃんの体をつくる材料になります。特に、体内で十分に合成されない必須アミノ酸を含む、良質なたんぱく質食品を意識して食べることが大切です。

アミノ酸スコアの高いたんぱく質に注目！

肉　　魚　　卵　　乳製品　　大豆製品

アミノ酸スコアとは、体内でじゅうぶんに合成できない「必須アミノ酸」のバランスを評価した、いわば、たんぱく質の成績表。大人の必須アミノ酸は9種類（子どもは10種類）あり、これらが適切な割合で含まれていないと、体内での利用率が下がってしまいます。肉、魚、卵、乳製品、大豆製品は、アミノ酸スコアがほぼ100の満点！これらを1日3食に「片手ひと盛り」ずつ、必ずとり入れて。

オイルサーディン
とトマトのパスタ

さっぱリパスタで
魚の骨までおいしい

材料
スパゲッティ…180〜200g
オイルサーディン缶…1缶
トマト…1個
にんにく（薄切り）…1かけ
塩、こしょう…各適量
しょうゆ…小さじ1/2
オリーブ油…小さじ1
細ねぎ（小口切り）…3本

作り方
1 トマトは1㎝角に切る。
2 フライパンにオリーブ油とにんにくを
入れて熱し、香りが立ったら、オイルサー
ディンの油をきって入れ、くずしながらい
ためる。
3 スパゲッティは塩（分量外）を入れた
熱湯で表示時間より1分短めにゆでる。
ゆで汁を2に少し加える。
4 スパゲッティがゆで上がったら2に加
え、トマトも加えてあえ、塩、こしょう、しょう
ゆで味をととのえる。器に盛り、細ねぎを
散らす。　　　　　　　　　　（ダンノ）

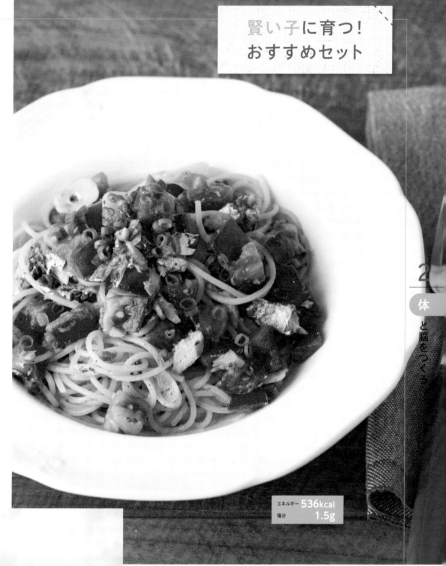

エネルギー 536kcal
塩分 1.5g

エネルギー 118kcal
塩分 1.7g

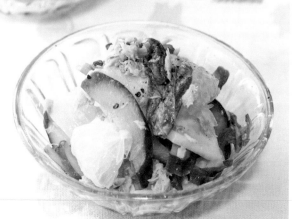

かぶのツナあえ

常備できる〝ツナ缶〟をDHA補給の味方に！

材料
かぶ…2個
ツナ缶…小1缶（70g）
きゅうり…1/2本
塩…小さじ1/2
オリーブ油…大さじ1
グレープフルーツ
　…1/2個

作り方
1 かぶは葉を切り落とし、皮つきのま
ま縦半分に切ってから5㎜厚さに切
り、葉は3㎝長さに切る。きゅうりは縦
半分に切ってから5㎜厚さの斜め薄切
りにする。
2 ボウルに塩、水大さじ2を入れて塩
をとかし、1を入れて全体をまぜ、10分
ほどおいて水けをしっかりとしぼる。
3 缶汁をきったツナを合わせ、オリー
ブ油、薄皮をむいたグレープフルーツ
の順に加えてあえる。　　　　（ダンノ）

2
体
と脳をつくる

鮭と根菜の焼きびたし
冷蔵庫で3日くらい保存も可能です

材料
生鮭…2切れ
れんこん…50g
ごぼう…1/2本
にんじん…1/2本
A┌ だし…3/4カップ
　│ しょうゆ
　│ 　…小さじ1
　└ 酢…小さじ2
塩…少々
酒…大さじ1
ごま油…小さじ1

作り方
1　鮭は塩を振って10分ほどおき、出てきた水けをキッチンペーパーでふく。れんこんは皮をむき、5mm厚さに切って水につける。ごぼうは7〜8mm厚さの斜め切りにして水につける。にんじんは縦4等分に切る。
2　フライパンを中火で熱してごま油を入れ、1の鮭を入れて軽く焼き目がつくまで焼き、返す。
3　水けをきったれんこん、ごぼう、にんじん、酒を加えて弱火にし、ふたをして8分ほど蒸し焼きにする。
4　バットなどにAを合わせ、3をつける。器に盛り、好みで三つ葉を散らす。
（ワタナベ）

エネルギー　**200kcal**
塩分　**1.0g**

焼きさばと
パセリいっぱいの南蛮漬け
DHA、EPAの含有量が抜群のさばをさっぱりと

材料
さば…2切れ（250g）
紫玉ねぎ…1/2個
パプリカ（黄）…1/2個
セロリ…1本
ミニトマト…10個
A┌ にんにく（すりおろし）…1かけ
　└ しょうゆ（減塩）…小さじ1
イタリアンパセリ（みじん切り）…大さじ1
B┌ 赤ワインビネガー（または米酢）、水…各大さじ2
　│ 砂糖…小さじ2
　│ 塩…少々
　│ 粒こしょう…5個
　└ ローリエ…1枚
かたくり粉…適量
オリーブ油…小さじ1

作り方
1　さばは一口大に切り、Aで下味をつけ30分ほどおく。
2　玉ねぎ、パプリカ、セロリは薄切りにする。ミニトマトは湯むきする。
3　耐熱容器にBを合わせ、電子レンジで1分ほど加熱し、2とパセリをつける。
4　フライパンにオリーブ油を熱し、かたくり粉をまぶしたさばを並べ、中火で両面を焼き、中まで火を通し、熱いうちに3につけ込む。　（祐成）

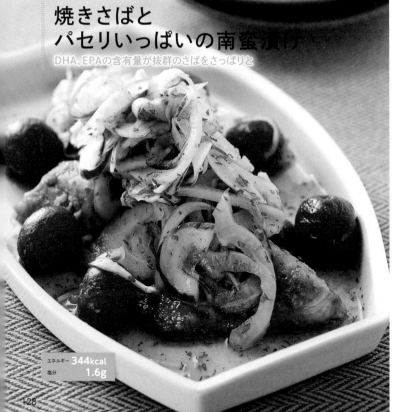

エネルギー　**344kcal**
塩分　**1.6g**

白身魚の彩りあんかけ

ふんわり仕上げた白身魚に上品なあんをたっぷり

材料

たい(またはさわら)…2切れ(300g)
にんじん…1/3本
ピーマン(赤)…1/2個
ピーマン(黄)…1/3個
A┌みりん…大さじ1
 │薄口しょうゆ…小さじ2
 └酒…大さじ2
鶏ガラスープのもと、かたくり粉…各小さじ2
塩…少々
菜の花…6本

作り方

1 たいに塩と酒(分量外)を振って15分おき、水
けをふく。にんじん、ピーマンは細切りにする。

2 菜の花はたっぷりの湯で塩ゆでにし、半分に切
る。

3 鍋に水1と1/2カップと鶏ガラスープのもと、A
を煮立て、1を入れ、弱めの中火でたいに煮汁をか
けながら、野菜がしんなりするまで3〜4分煮る。た
いをとり出し、器に盛る。

4 3の鍋に塩を加えて味をととのえ、煮汁大さじ2
でといたかたくり粉を加えてとろみあんを作り、たい
にかけ、菜の花を添える。　　　　　　　(井澤)

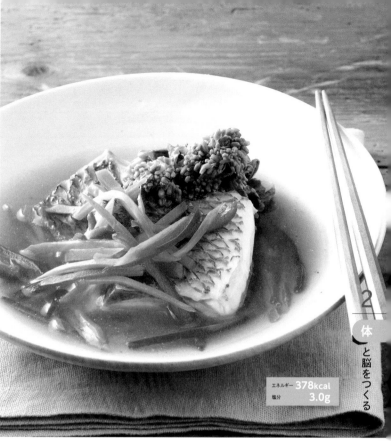

エネルギー 378kcal
塩分 3.0g

さばのわかめ蒸し

磯の香りあふれる1品を中華だれで召し上がれ

材料

さば…2切れ
カットわかめ…3g
長ねぎ…5cm
A┌しょうが(すりおろし)…1かけ
 │しょうゆ…大さじ1
 └酢、ごま油…各小さじ1
酒…小さじ2
塩、赤とうがらし(小口切り)…各少々

作り方

1 わかめは水でもどし、ねぎはせん切りにして水に
さらす。

2 さばは洗って水けをふき、広げたアルミホイルに
のせて塩と酒を振り、赤とうがらし、水けをしぼったわ
かめをのせる。

3 アルミホイルで包んで口をとじ、グリルで15〜
20分焼く。

4 器に3を盛り、よくまぜ合わせたAをかけ、ねぎを
散らす。　　　　　　　　　　　　　　(阪口)

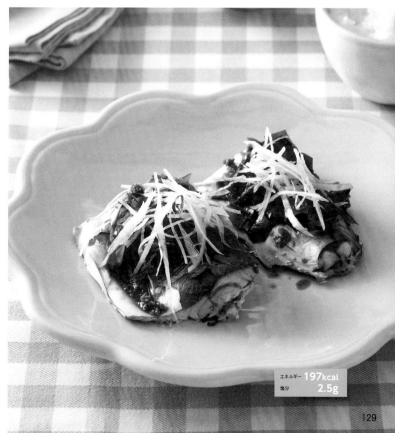

エネルギー 197kcal
塩分 2.5g

鮭のたっぷりごま焼き
青菜ときのこ添え

カリカリのごまが香ばしい! 動かさずにじっくり焼いて

材料
生鮭…2切れ
ほうれんそう…1/3束
きのこ(しめじ、えのきだけ、
　　まいたけなど)…100g
いり白ごま、いり黒ごま
　　…各大さじ1
A［しょうゆ、みりん、酢
　　…各小さじ1
塩、こしょう…各少々
酒…小さじ2
オリーブ油…適量
ミニトマト…4個

作り方
1　ほうれんそうはゆで、水にとって水けをしぼり、3cm長さに切る。きのこはほぐすか食べやすく切る。
2　鮭は塩、こしょう、酒を振り、15分ほどおく。出てきた水けをキッチンペーパーでふき、白ごま、黒ごまを合わせてまぶす。
3　フライパンにオリーブ油を熱して2を並べ、中火で両面をカリッと焼き、ふたをして弱火にし、中まで火を通す。Aを加えてからめ、器に盛る。
4　3のフライパンで1をいため、鮭に添え、ミニトマトを飾る。　(鯉江)

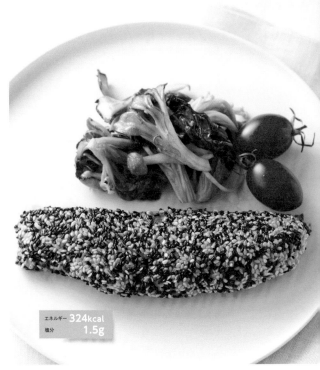

エネルギー 324kcal
塩分 1.5g

かれいのカレー煮

エスニック風の味つけで食べる
新感覚の魚の煮つけです

材料
かれい…2切れ(200g)
玉ねぎ…1/4個(50g)
トマト…1個(150g)
ローリエ…1枚
A［カレー粉…小さじ1/2
　　塩…小さじ1/6
　　こしょう…少々
B［湯…3/4カップ
　　トマトケチャップ…大さじ1
　　ウスターソース…大さじ1/2
　　こしょう…少々
カレー粉…大さじ1/2
オリーブ油…大さじ1/2

作り方
1　かれいにAを振って全体になじませる。
2　玉ねぎはみじん切り、トマトは1cm角に切る。
3　フライパンにオリーブ油を強火で熱し、1を焼きつける。こんがりとしたら玉ねぎを加えていためる。
4　トマト、ローリエ、カレー粉を加えていため、なじんだらBを加える。煮立ったら弱火にし、ふたをして15分ほど煮る。器に盛り、あれば刻んだイタリアンパセリを散らす。　(検見﨑)

エネルギー 171kcal
塩分 1.4g

材料
生たら…2切れ（200g）
玉ねぎ…1/4個（50g）
セロリ…1/2本（50g）
トマト…1個（150g）
白ワイン…大さじ2
小麦粉…少々
塩、こしょう…各適量
油…大さじ1/2
パセリ（みじん切り）
　…適量

作り方
1　玉ねぎ、筋をとったセロリはそれぞれみじん切りにする。トマトは一口大に切る。
2　たらは3等分に切り、塩小さじ1/6、こしょう少々を振り、小麦粉をはたきつける。
3　フライパンに油を強火で熱し、2の両面をこんがり焼く。玉ねぎ、セロリを加えていため合わせ、トマトを加える。
4　ワインを加え、水1/2カップを注いでふたをし、中火で7〜8分蒸し煮にする。トマトが煮くずれたら、塩、こしょうで味をととのえ、器に盛り、パセリを散らす。　　　（検見﨑）

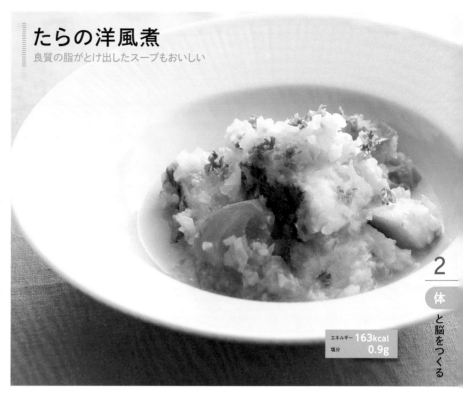

たらの洋風煮
良質の脂がとけ出したスープもおいしい

エネルギー **163kcal**
塩分 **0.9g**

2

体

と脳をつくる

きのことさばのパン粉焼き
チーズ&パセリ入りパン粉で香ばしく焼き上げて

材料
さば…2切れ
エリンギ…2本
にんにく…1かけ
A ┌ パン粉…大さじ2
　│ パルメザンチーズ…大さじ1
　│ パセリ（みじん切り）、
　│ 　ケイパー（みじん切り）…各小さじ1
　└ オリーブ油…小さじ2
塩、こしょう…各適量
レモン（くし形切り）…適量

作り方
1　エリンギは半分の長さに切り、笠のほうは半分に切り、軸のほうはみじん切りにする。にんにくはみじん切りにする。
2　ボウルにA、にんにく、エリンギのみじん切りを入れ、塩、こしょうしてまぜる。
3　さばは塩、こしょうをし、アルミホイルを敷いたオーブントースターの天板に皮目を下にして並べ、2をのせる。あいたところにエリンギの笠の部分を切り口を下にして並べ、塩、こしょうを振り、トースターで8分ほど焼く。
4　器に盛り、レモンを添える。　　（祐成）

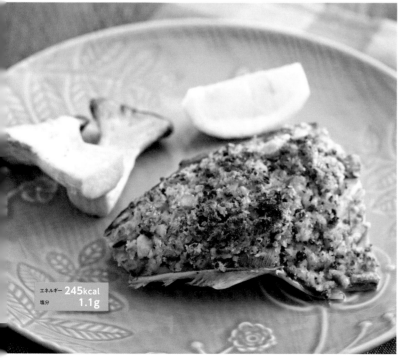

エネルギー **245kcal**
塩分 **1.1g**

ねぎとろとうふハンバーグ さっぱり梅ソース

卵ととうふを加えて、良質のたんぱく質をしっかり補給

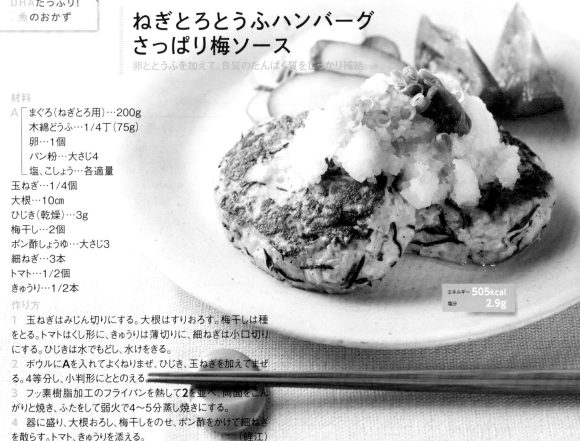

エネルギー 505kcal
塩分 2.9g

材料

A ┌ まぐろ(ねぎとろ用)…200g
　│ 木綿どうふ…1/4丁(75g)
　│ 卵…1個
　│ パン粉…大さじ4
　└ 塩、こしょう…各適量
玉ねぎ…1/4個
大根…10cm
ひじき(乾燥)…3g
梅干し…2個
ポン酢しょうゆ…大さじ3
細ねぎ…3本
トマト…1/2個
きゅうり…1/2本

作り方

1 玉ねぎはみじん切りにする。大根はすりおろす。梅干しは種をとる。トマトはくし形に、きゅうりは薄切りに、細ねぎは小口切りにする。ひじきは水でもどし、水けをきる。

2 ボウルにAを入れてよくねりまぜ、ひじき、玉ねぎを加えてまぜる。4等分し、小判形にととのえる。

3 フッ素樹脂加工のフライパンを熱して2を並べ、両面をこんがりと焼き、ふたをして弱火で4〜5分蒸し焼きにする。

4 器に盛り、大根おろし、梅干しをのせ、ポン酢をかけて細ねぎを散らす。トマト、きゅうりを添える。　　　　　　　　(鯉江)

さわらの薬味煮

たっぷりの薬味に魚のうまみを吸わせて

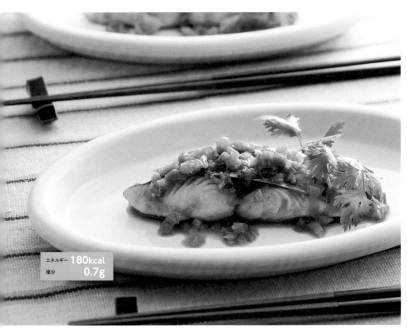

エネルギー 180kcal
塩分 0.7g

材料

さわら…2切れ(160g)
A ┌ にんにく、しょうが(各みじん切り)…各1かけ
　└ 長ねぎ(みじん切り)…1/2本
B ┌ 湯…3/4カップ
　│ オイスターソース…小さじ1
　│ しょうゆ…小さじ1/2
　└ こしょう…少々
ごま油…小さじ1
香菜…少々

作り方

1 フライパンにごま油を中火で熱し、Aをいためる。香りが立ったらBを加え、強火にする。

2 煮立ったらさわらを入れ、再び煮立ったら中火にし、ふたをする。ときどき煮汁をかけながら15分ほど煮る。煮汁が濃く煮詰まったら火を止める。器に盛り、香菜をあしらう。　　　　　(検見﨑)

ツナの簡単キッシュ

ツナでDHAを、きのこでビタミンDをチャージ

材料
卵…3個
ツナ缶（ライト）…1缶
菜の花（またはほうれんそう）…1/4束
マッシュルーム…3個
豆乳…大さじ2
粉チーズ…大さじ2

作り方
1　菜の花は茎のかたい部分を切り落としてさっとゆで、3㎝長さに切る。マッシュルームは薄切りにする。
2　ボウルに卵を割りほぐし、ツナの缶汁を軽くきって加え、豆乳を加えてまぜる。耐熱容器2つに等分して流し入れ、1を散らし、粉チーズを振る。
3　オーブントースターで15分ほど火が通るまで焼く。途中、焦げそうになったらアルミホイルをかぶせる。　（鯉江）

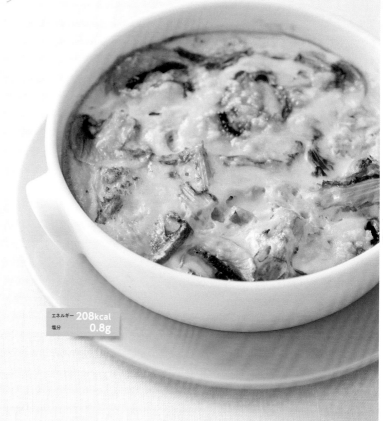

エネルギー 208kcal
塩分 0.8g

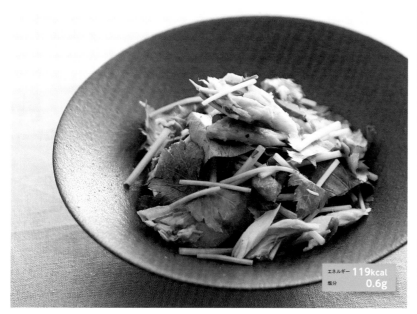

エネルギー 119kcal
塩分 0.6g

さばと三つ葉の
わさびあえ

鉄分豊富な三つ葉と合わせて
涼やか小鉢に

材料
さば…1/2枚
　（三枚おろしの半分、100g）
三つ葉…1束（50g）
A┌ おろしわさび…小さじ2
　│ ごま油…小さじ1/2
　└ 塩…少々

作り方
1　さばはグリルで15分ほど焼いて火を通す。あら熱がとれたら骨と皮をとり除いて身をほぐす。
2　三つ葉は3㎝長さに切る。
3　1、2、Aを合わせ、よくまぜる。（検見﨑）

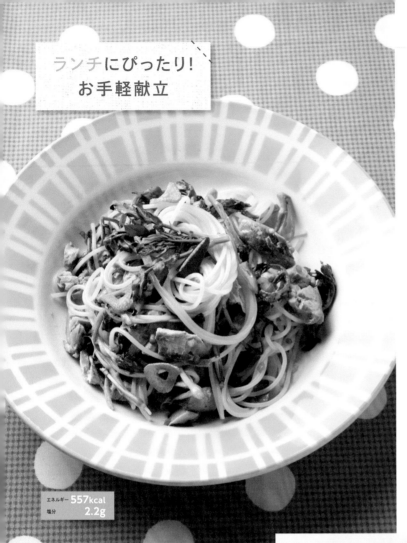

エネルギー **557kcal**
塩分 **2.2g**

かつおとクレソンの ペペロンチーノ

にんにくの風味をきかせた、
大人なパスタ

材料
スパゲッティ（細めのもの）…160g
かつお…200g
にんにく（薄切り）…1かけ
クレソン…2束（100g）
赤とうがらし…1本
白ワイン…大さじ2
こしょう…少々
塩…適量
オリーブ油…大さじ2

作り方
1　かつおは1cm厚さに切り、塩、こしょうする。クレソンは葉をつみ、茎は小口切りにする。赤とうがらしは半分にちぎって種をとる。
2　スパゲッティは塩少々を加えた熱湯で、袋の表示時間より1分短くゆでる。
3　フライパンにオリーブ油とにんにく、赤とうがらしを入れて弱火で熱し、にんにくはきつね色になったらとり出す。
4　かつおを加えて木べらで身をくずすようにいため、クレソンの茎も加えていためる。白ワイン、2のゆで汁1/2カップも加えて1〜2分煮る。
5　スパゲッティ、クレソンの葉を加え、火を止めてまぜ合わせ、塩で味をととのえる。器に盛り、にんにくをのせる。　　　　　　　　　　（中村）

きのこのさっぱリホイル焼き

トースターにおまかせでしっとり熱々、香りよく

材料
きのこ（しいたけ、まいたけ、エリンギなど）…100g
パプリカ（赤、黄）…各1/4個
すだち…1個
かつお節…1パック（5g）
しょうゆ…少々

作り方
1　きのこはほぐすか、食べやすく切る。パプリカは一口大に切る。
2　四角く切ったアルミホイル2枚に1を等分にのせ、包む。オーブントースターで全体に火が通るまで10分ほど焼く。
3　すだちを半分に切って添え、かつお節をのせ、しょうゆをかける。　　　　　　　　　　　　　　　（鯉江）

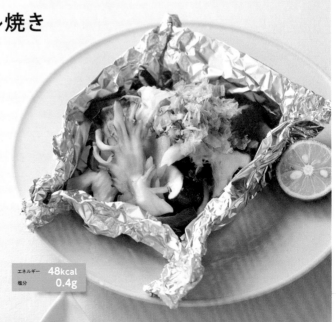

エネルギー **48kcal**
塩分 **0.4g**

鮭の
ラグースパゲッティ

アンチエイジング効果も狙える
鮭をどっさり!

材料
スパゲッティ…150g
鮭(甘塩)…2切れ
玉ねぎ…1/4個
れんこん…80g
干ししいたけ…2個
ごま油、いり白ごま…各大さじ1
みそ…小さじ2
細ねぎ…3本

作り方
1 鮭は1cm角に、玉ねぎはみじん切りにする。れんこんは1cm角に切って、水にさらす。干ししいたけはぬるま湯3/4カップでもどし、みじん切りにする(もどし汁はとっておく)。スパゲッティは塩少々(分量外)を加えたたっぷりの湯で、袋の表示時間どおりにゆでる。
2 フッ素樹脂加工のフライパンにごま油を熱し、玉ねぎをしんなりするまでいためたら、鮭、れんこん、しいたけを加えていため合わせる。
3 みそ、干ししいたけのもどし汁を加え、野菜がやわらかくなるまで煮て、スパゲッティ、ごまを加え、よくまぜ合わせる。
4 器に盛り、1cm長さに切った細ねぎを散らす。
(広沢)

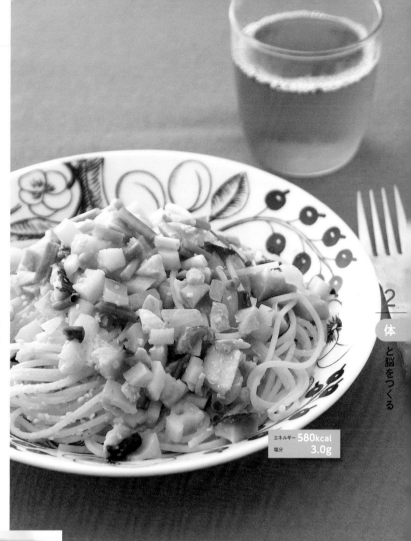

エネルギー 580kcal
塩分 3.0g

2
体と脳をつくる

まいたけいっぱいのスペインオムレツ

まいたけの食物繊維、β-グルカンで免疫力アップ

材料(直径15cmのフライパン使用、1枚分)
卵…2個
まいたけ…100g
玉ねぎ…1/4個
にんにく…1かけ
塩、こしょう…各適量
オリーブ油…小さじ2
レモン(くし形切り)…1/4個
イタリアンパセリ、天然塩…各適量

作り方
1 まいたけはラップで包み、耐熱容器にのせて電子レンジで2分ほど加熱し、あら熱がとれたらあらく刻む。ボウルに卵を割り入れ、まいたけから出た汁ごと加え、塩、こしょうを振ってまぜ合わせる。
2 玉ねぎ、にんにくはみじん切りにする。
3 小さめのフライパンにオリーブ油小さじ1を熱し、2をいため、塩、こしょうを振る。
4 1の卵液を加えてまぜ、半熟状になったらふたをして中まで火を通し、上下を返して焼く。半分に切り、器に盛ってイタリアンパセリを飾り、オリーブ油小さじ1と天然塩をかけ、レモンを添える。 (祐成)

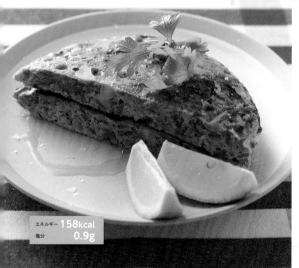

エネルギー 158kcal
塩分 0.9g

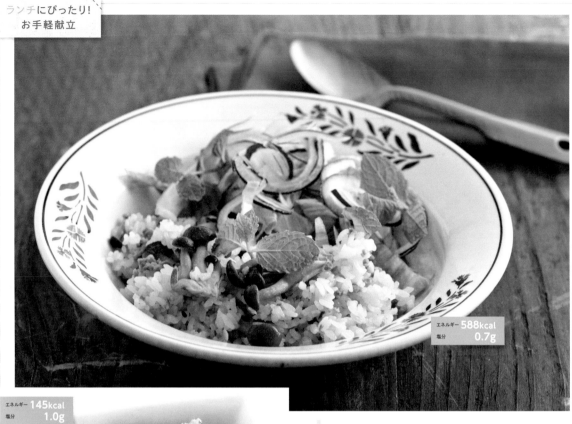

エネルギー **588kcal**
塩分 **0.7g**

エネルギー **145kcal**
塩分 **1.0g**

しめじとひき肉の
エスニック炊き込みごはん

具材をいためたら、あとは炊飯器におまかせ

材料（作りやすい分量）
米…360㎖（2合）
豚ひき肉…100g
しめじ…1/2パック
しょうが、にんにく…各1かけ
A ┌ ナンプラー、レモン汁、砂糖
  └ …各小さじ1
ごま油…小さじ1
レタス…2枚
紫玉ねぎ…1/2個
ミント…適量

作り方
1 しょうが、にんにくはみじん切りにする。しめじはほぐす。
2 フライパンにごま油を熱し、しょうが、にんにく、ひき肉を入れていため、A、しめじを加えていため、火を止めて冷ます。
3 米は洗って炊飯器に入れ、2の目盛りまで水を注いで2をのせ、ふつうに炊く。
4 炊き上がったら器に盛り、細切りにしたレタス、紫玉ねぎ、ミントをのせ、好みでナンプラーとレモン汁をかける。 （祐成）

かぼちゃのヨーグルトサラダ

栄養豊富な皮までまるごと！

材料
かぼちゃ…1/8個
くるみ…4個
レーズン…大さじ1
A ┌ プレーンヨーグルト…大さじ2
  │ はちみつ、亜麻仁油
  │ …各小さじ1/2
  └ 塩、こしょう…各適量

作り方
1 かぼちゃは一口大に切り、鍋に入れて水少々を加え、ふたをして弱火で蒸す。やわらかくなったらとり出し、あら熱をとる。
2 ボウルにAを入れてまぜ、1、砕いたくるみ、レーズンを加えてあえる。 （鯉江）

しらすあんかけ天津飯

きくらげのビタミンD含有量は、きのこ類でも最強

材料
卵…4個
きくらげ(乾燥)…1g(大2〜3個)
長ねぎ…1/2本
A［水…2カップ
　　鶏ガラスープのもと…小さじ2
　　塩、こしょう…各少々
　　酒…大さじ1
B［かたくり粉、水…各大さじ2
ごま油…小さじ2
しらす干し…大さじ3
紅しょうが…適量
あたたかい雑穀米ごはん
　　…茶わん2杯分

作り方
1　きくらげは水でもどし、細切りにする。ねぎは小口切りにする。
2　ボウルに卵を割りほぐし、1を加えてまぜる。フライパンにごま油を熱し、卵液の半量を流し入れ、両面を焼く。残りも同様に焼く。
3　小鍋にAを煮立て、Bをまぜて加え、とろみをつける。
4　器にごはんを盛り、2をのせ、3をかけて、しらす干しと紅しょうがをのせる。
(鯉江)

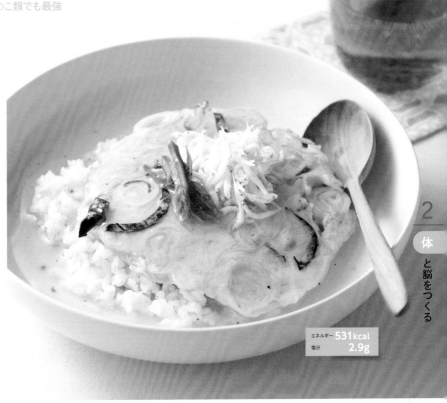

エネルギー 531kcal
塩分 2.9g

とうふのくず煮

とろみをつけてボリューム感もプラス

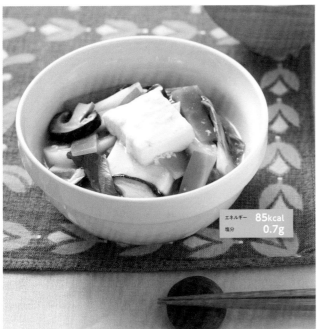

エネルギー 85kcal
塩分 0.7g

材料
絹ごしどうふ
　　…小1丁(200g)
にんじん…50g
しいたけ…2個(20g)
チンゲンサイ
　　…1株(150g)
固形スープ…1/4個
塩、こしょう…各少々
砂糖…小さじ1/4
かたくり粉…大さじ1/2

作り方
1　にんじんは短冊切りにする。しいたけは2〜3mm厚さに切る。チンゲンサイは4〜5cm長さに切り、軸は縦5mm厚さに切る。
2　フライパンに水1カップを沸かして固形スープをとかし、にんじんを加える。とうふはそのまま加えて、菜箸で一口大に切る。中火で7〜8分煮て、煮立ち始めたらしいたけ、チンゲンサイの軸を加え、塩、こしょう、砂糖で味をととのえる。
3　火を止め、かたくり粉を倍量の水でといて加え、再び火にかけてまぜながらとろみをつける。チンゲンサイの葉を加え、しんなりするまで煮る。　(検見﨑)

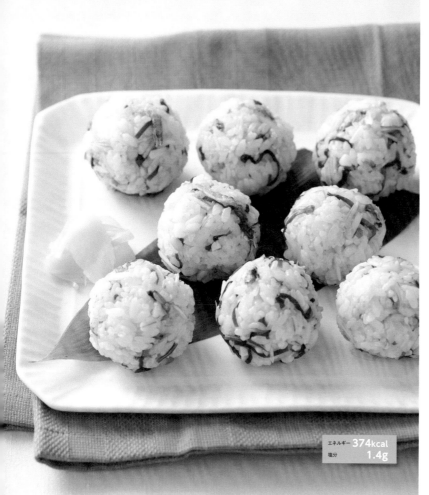

桜えびと塩こぶの
ひと口おにぎり

一度にたくさん食べられない
妊娠後期の補食にもおすすめ

材料（多めの2人分・8個分）
あたたかい雑穀米ごはん
　…350g（1合分）
水菜…小1株
塩こぶ…大さじ2
桜えび…大さじ2
いり白ごま…大さじ1/2

作り方
1　水菜はこまかく刻んでボウルに入れ、塩こぶを加えてまぜ、しんなりしたら水けをしぼる。
2　熱々のごはんに1、桜えび、ごまを加えてまぜ、8等分して小さな丸いおにぎりを作る。器に盛り、あれば甘酢しょうがを添える。
（鯉江）

| エネルギー | 374kcal |
| 塩分 | 1.4g |

納豆しらすトースト＆
スティック野菜

朝にとりたい栄養がワンプレートに大集合

材料
胚芽食パン（6枚切り）
　…2枚
納豆…2パック
しらす干し…大さじ3
焼きのり（四つ切り）…2枚
きゅうり…1本
にんじん…1/2本
セロリ…10cm
くるみ…6個
A　みそ…大さじ1
　　はちみつ…小さじ2
　　みりん…小さじ1

作り方
1　食パンはトーストする。納豆にしらすを加えてまぜ、パンに広げてのせ、のりをのせる。
2　きゅうり、にんじん、セロリはスティック状に切る。くるみはこまかく砕き、Aとまぜ合わせ、野菜に添える。
（鯉江）

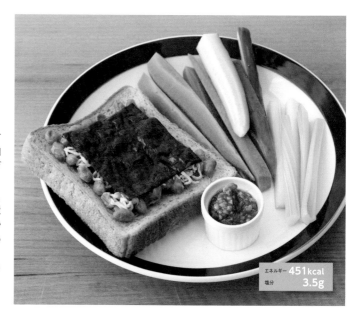

| エネルギー | 451kcal |
| 塩分 | 3.5g |

しめじの白あえ

和食にも洋食にも合う万能サブ

材料

しめじ…1パック(100g)

A┌絹ごしどうふ…1/2丁
　├ねり白ごま…大さじ2
　└いり白ごま…小さじ2

酒…大さじ1

だしじょうゆ(しょうゆでも可)
　…小さじ1

塩…少々

作り方

1　しめじは手でほぐす。

2　鍋に1と酒を入れて中火にかけ、しめじがしんなりするまでいためる。

3　すり鉢(またはボウル)にAを入れてよくまぜ、だしじょうゆを加える。

4　あら熱をとった2を加え、塩で味をととのえる。　　　　　(ワタナベ)

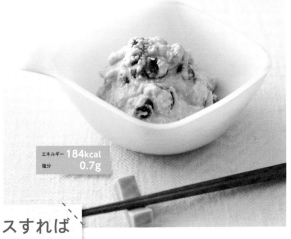

エネルギー	184kcal
塩分	0.7g

副菜をプラスすれば
さらにバランスアップ

きくらげときゅうりの
ごまあえ

たたききゅうりに香ばしいごまだれをまとわせ

材料

きくらげ(乾燥)…5g

きゅうり…1本

A┌すり白ごま…大さじ1と1/2
　├おろししょうが…少々
　└しょうゆ…大さじ1/2

しょうゆ…小さじ1/4

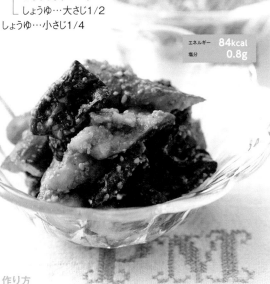

エネルギー	84kcal
塩分	0.8g

作り方

1　きくらげは洗って水につけてもどし、食べやすい大きさに切る。きゅうりはたたいて、一口大にする。

2　きくらげにしょうゆをまぶし、汁けをきる。

3　ボウルにAを入れてまぜ、2、きゅうりを加えてあえる。(藤井)

蒸し鶏とにんじんの
ナッツサラダ

良質の必須脂肪酸を含むナッツ&亜麻仁油をオン

材料

鶏ささ身…2本

にんじん…1/2本

アーモンド…10粒

パセリ(みじん切り)
　…適量

★ドレッシング(3回分)

酢…大さじ3

亜麻仁油、はちみつ
　…各大さじ1

玉ねぎ(すりおろし)
　…1/4個

塩…小さじ1/2

あらびき黒こしょう
　…少々

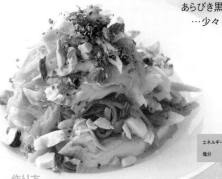

エネルギー	132kcal
塩分	1.1g

作り方

1　ささ身は筋を除く。小鍋に水1/2カップ、酒少々(分量外)、ささ身を入れてふたをし、中火にかける。沸騰したら弱火にし、火が通ったらふたをしたまま冷まし、手で食べやすく裂く。

2　にんじんはスライサーでせん切りにし、軽く塩(分量外)を振り、しんなりしたら水けをしぼる。

3　ドレッシングの材料を合わせ、よくまぜる。

4　ボウルに1、2を入れ、3の1/3量を加えてあえ、器に盛る。砕いたアーモンド、パセリを散らす。　　　　　(鯉江)

ママと赤ちゃんの骨を丈夫にする

骨や歯をつくるカルシウムは、日本人に不足しがちな栄養素といわれています。
意識してとらないと、産後のママの体に大きなダメージを与えてしまうことに！

Keyword

カルシウム

1日の推奨摂取量は
650mg

妊娠中のカルシウム不足は
骨粗しょう症のリスクに直結

カルシウムは骨や歯を形成する主成分。不足しても、母体の骨から供給されるため、赤ちゃんの発育には大きな支障はありません。ただ、ママの体は骨量が低下して、将来の骨粗しょう症予備群に。著しく不足すると、赤ちゃんの歯や骨の成長に影響が出ることも。日本人に不足しがちな栄養素なので、意識的にとることが重要です。

授乳期にも
必要不可欠

産後もカルシウムは超重要！
授乳後は骨強化のチャンスです

妊娠中から授乳中は、母体から大量のカルシウムが赤ちゃんへと供給されます。栄養不足がつづくと、ママの骨がスカスカになるおそれも！ 授乳後は骨へのカルシウムの吸収率が高まります。産後もカルシウムと良質なたんぱく質を意識してとって。

骨を丈夫にするための
3 つのポイント

1 カルシウムをしっかりとる

カルシウムは乳製品のほか、大豆製品や魚介類、青菜といった幅広い食材に含まれます。ただし、食材ごとに吸収率は異なります。ビタミンDやたんぱく質、酢やレモンに含まれるクエン酸、ビタミンKと組み合わせて、効率よくとり入れましょう。

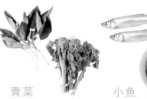 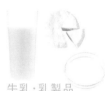

青菜
菜の花、モロヘイヤ
吸収率約19%

小魚
桜えび、わかさぎ
吸収率約33%

牛乳・乳製品
牛乳、チーズ、ヨーグルト
吸収率約40%

牛乳や乳製品は吸収率が高いものの、カロリーも高め。とりすぎには注意しましょう。骨を含めてまるごと食べられる小魚や魚の缶詰は、カルシウム補給に便利。乾物は成分が凝縮されているため、切り干し大根やひじき、高野どうふなどにもカルシウムは多く含まれています。

2 カルシウムの
吸収率をアップさせる
ビタミンDも合わせて

ビタミンDは、肝臓と腎臓で活性型ビタミンDにつくり変えられ、カルシウムの吸収、骨や歯への沈着をサポートします。不足すると、カルシウムをとっても吸収や代謝が悪くなり、骨軟化症の原因に。ビタミンDは、きのこ類や鮭、かつお、干ししいたけなどに多く含まれます。

3 日光を浴びて
ビタミンDを活性化

骨を強くするためには、日光を浴びることも大切です。1日10～30分の散歩を習慣にして、ビタミンDを活性化させましょう。適度なウオーキングは、お産のための体力づくりにも有効です。

トマトとカマンベール
チーズのしそごまあえ

甘ずっぱいトマトと
濃厚チーズは相性抜群!

材料
トマト…小2個
カマンベールチーズ
　(加熱殺菌されたもの)
　…100g
青じそ…4枚
A ┌ すり白ごま…大さじ2
　├ 塩…小さじ1/4
　└ ごま油…小さじ1

作り方
トマトは8等分のくし
形に切り、一口大
にちぎったカマン
ベールと青じそ、A
とまぜ合わせる。

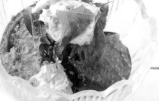

カルシウム **425mg**
エネルギー **294kcal**
塩分 **1.8g**

ほたてとアスパラガスの
卵いため

プリプリのほたてに、食欲をそそる
にんにくの香りを添えて

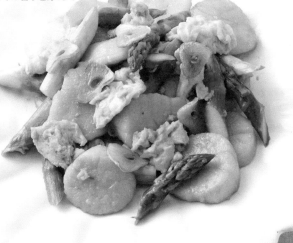

2
骨 をつくる

カルシウム **42mg**
エネルギー **334kcal**
塩分 **2.1g**

材料
ほたて貝柱(刺し身用)…200g
グリーンアスパラガス…4本
卵…2個
にんにく…1かけ
バター…10g
しょうゆ、みりん…各大さじ1
塩、こしょう、小麦粉…各少々
油…大さじ1と1/2

作り方
1　アスパラガスは根元の1cmほどを切り落とし、かたい皮をむいて斜め4cm長さ
に切る。にんにくは薄切りにする。ほたては厚みを半分に切って、塩、こしょうし、
小麦粉をまぶす。卵は割りほぐして水大さじ2をまぜる。
2　フライパンに油大さじ1を中火で熱し、1の卵を半熟状にいためまぜて、いった
んとり出す。
3　フライパンをさっとふき、バターと油大さじ1/2を入れ、にんにくをきつね色にな
るまでいためたら、ほたてを加えて両面を焼く。アスパラガスを加えていため、しょう
ゆ、みりんを加えまぜ、2の卵を戻し入れて、さっとまぜ合わせる。　　(中村)

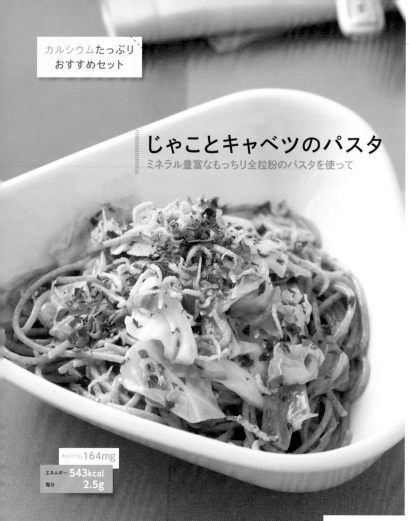

じゃことキャベツのパスタ

ミネラル豊富なもっちり全粒粉のパスタを使って

カルシウム	164mg
エネルギー	543kcal
塩分	2.5g

材料
パスタ（全粒粉のスパゲッティーニ使用）…160g
ちりめんじゃこ…40g
キャベツ…3枚
にんにく（みじん切り）…大さじ1
パセリ（みじん切り）…大さじ2
白ワイン…1/4カップ
塩、こしょう…各ごく少々
オリーブ油…大さじ3〜4

作り方
1 フライパンにオリーブ油大さじ2とにんにくを入れて中火にかけ、フツフツとしてきたら弱火にし、にんにくがきつね色になるまでゆっくりといためる。
2 ちりめんじゃこの半量を加え、ときどきかきまぜながらカリッとするまでいためる。残りのじゃこは、鍋に熱したオリーブ油大さじ1〜2で、きつね色に揚げる。
3 キャベツはざく切りにする。別の鍋にたっぷりの湯を沸かし、塩少々（分量外）を加えてさっとゆで（ゆで汁はとっておく）、湯から上げて**2**のフライパンに加えていため合わせる。同じ湯でパスタを袋の表示時間どおりにゆでる。
4 **3**のフライパンにワインとパスタのゆで汁1/2カップを加え、汁が1/3量になるまで中火で煮詰め、パセリ（飾り用に少量を残しておく）を加えてまぜる。
5 ゆでたパスタを加えて合わせ、塩とこしょうで味をととのえる。器に盛り、揚げたじゃことパセリを振る。　　　　　　　　　　　　　　　（片岡）

トマトとモッツァレラチーズのサラダ

人気の前菜をおいしく作る、本格レシピ

材料
フルーツトマト…2個
モッツァレラチーズ…80g
　（加熱殺菌されたもの）
アンチョビー（フィレ）…2枚
玉ねぎ（薄切り）…1/8個
バジルの葉…2〜3枚
レモン汁…少々
塩、こしょう…各少々
フレンチドレッシング
　（市販）…大さじ1
オリーブ油…大さじ2

作り方
1 トマトは冷蔵庫でよく冷やし、へたを除いて縦半分に切る。塩、こしょうを振り、レモン汁をかける。玉ねぎは水にさらして水けをきる。
2 トマトの上にアンチョビーを小さくちぎってのせ、4等分に切ったモッツァレラチーズをのせ、玉ねぎをこんもりと盛る。
3 バジルを細切りにしてのせ、ドレッシングとオリーブ油をかける。　　　　　　　　　　（片岡）

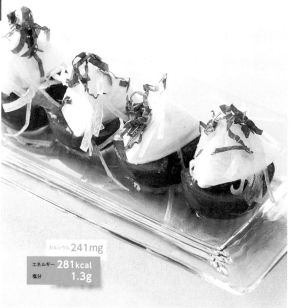

カルシウム	241mg
エネルギー	281kcal
塩分	1.3g

きのことねぎの
親子丼
具だくさんだから1品で栄養満点！

材料
鶏もも肉…1枚（250g）
卵…3個
しめじ…1/2パック
長ねぎ…1本
A［だし…1カップ
　［しょうゆ、酒、みりん…各大さじ2
あたたかい金芽米ごはん…茶わん2杯分

作り方
1　鶏肉は一口大に切る。卵は割りほぐす。しめじは小房に分ける。ねぎは白い部分は1cm厚さの斜め切り、青い部分は斜め細切りにする。
2　鍋にAを入れて煮立て、鶏肉、しめじ、ねぎの白い部分を加えて5分煮る。
3　煮汁が半量ほどになったら、卵を回し入れて火を止める。ねぎの青い部分を加え、ふたをして1分おく。
4　器にごはんを盛り、3をのせる。　　　（鯉江）

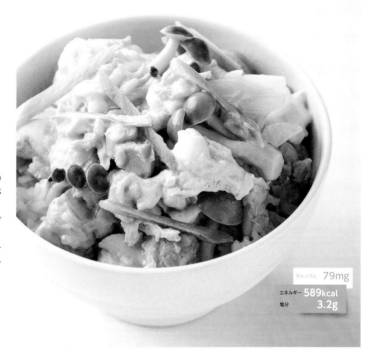

カルシウム　79mg
エネルギー　589kcal
塩分　3.2g

しじみとチンゲンサイ、たけのこのスープ
しじみの滋味深いだしにホッと落ち着く

材料
しじみ…150g
チンゲンサイ…1株
たけのこ…小1/2個
しょうが（細切り）…1かけ
塩、こしょう…各少々
酒…大さじ1
ごま油…小さじ1

作り方
1　しじみは濃いめの塩水にひたして砂出しし、殻をこすり合わせてよく洗う。
2　チンゲンサイは軸と葉に分け、葉は一口大に切る。軸は縦8等分にして水につけ、土をよく洗い落とす。
3　たけのこは縦に薄切りにし、酒、塩各少々（分量外）を加えた湯でゆでる。
4　鍋にごま油を熱し、しょうがをさっといため、2の軸、3を入れ、ひといためする。
5　1と酒、水2カップを加えて2〜3分煮て、2の葉を加え、塩、こしょうで味をととのえる。
　　　　　　　　　　　　　　　　　　　（舘野）

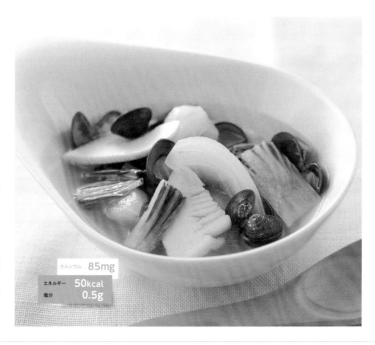

カルシウム　85mg
エネルギー　50kcal
塩分　0.5g

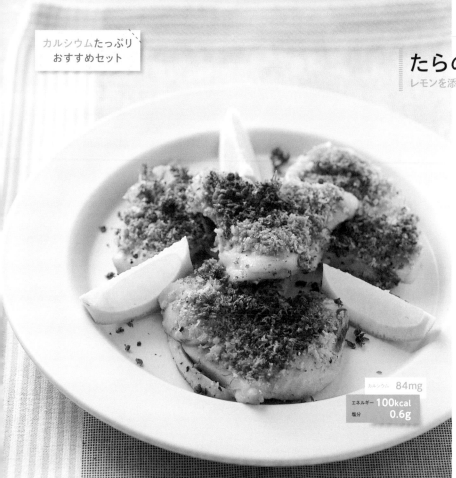

たらのカルシウム焼き

レモンを添えてカルシウムの吸収率をアップ

材料

生たら…2切れ
桜えび…大さじ1
A ┌ パン粉…大さじ2
  │ パセリ(みじん切り)…小さじ2
  │ ねり白ごま…小さじ1
  └ こしょう…少々
塩、こしょう…各少々
レモン…1/2個

作り方

1 たらは皮をとり、2等分して、塩、こしょうを振り、耐熱容器に入れる。
2 桜えびはからいりして、こまかく刻む。
3 ボウルに2、Aを合わせてまぜ、1のたらの上にのせる。
4 オーブントースターで3を8分ほど焼く(焼き色がつきすぎたら途中でアルミホイルをかぶせる)。
5 器に盛り、好みでパセリのみじん切りを散らし、くし形に切ったレモンを添える。　　　　　(祐成)

カルシウム　84mg
エネルギー **100kcal**
塩分 **0.6g**

白菜のリゾット

マグネシウムが豊富な白菜で、カルシウムの吸収促進

材料

ごはん…茶わんに
　　軽く2杯分
白菜…1/8個
ベーコン…2枚
にんにく…1かけ
固形スープ…1/2個
粉チーズ…大さじ5
バター…20g
塩、こしょう…各少々
オリーブ油…大さじ1

作り方

1 白菜は横1cm幅に切り、下ゆでして水にさらし、水けをしぼる。ベーコンは2cm幅に切る。にんにくはみじん切りにする。
2 フライパンにオリーブ油とバターを入れて中火でとかし、にんにくを加えて香りが立ったら、ベーコンも加え、いため合わせる。
3 ベーコンから脂が出てきたら、ごはんを加えて全体になじませ、湯1と1/2カップ、固形スープを加えて弱めの中火で1~2分煮る。
4 粉チーズを加え、味をみて塩、こしょうを振り、器に盛って1の白菜をのせ、よくまぜて食べる。
　　　　　　　　　　　　　　(古口)

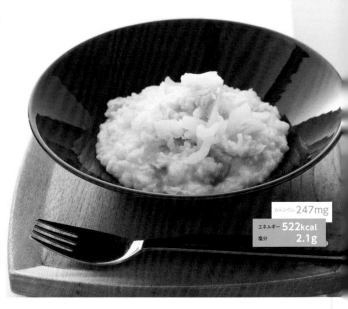

カルシウム　247mg
エネルギー **522kcal**
塩分 **2.1g**

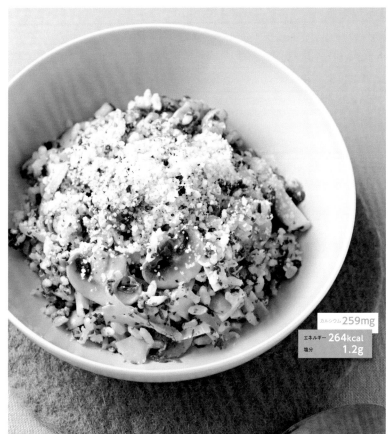

きのこリゾット
きのこのうまみを吸って絶品！

材料
発芽玄米ごはん…150〜200g
きのこ（エリンギ、マッシュルーム、
　えのきだけなど）…計2パック分
玉ねぎ…1/2個
パセリ（みじん切り）…1/2カップ
牛乳…1カップ
顆粒スープ（コンソメ）…小さじ1と1/2
パルメザンチーズ、あらびき黒こしょう
　…各適量
バター…大さじ1
塩…少々

作り方
1　玉ねぎは薄切り、きのこは食べやすく
切る。
2　フライパンにバターをとかして1をゆっく
りいため、牛乳、顆粒スープ、玄米ごはんを
加え、まぜながら煮る。水分がなくなってき
たらパセリを加え、塩で味をととのえる。
3　器に盛り、パルメザンチーズ、こしょうを
振る。　　　　　　　　　　　　　　（ほりえ）

カルシウム 259mg
エネルギー 264kcal
塩分 1.2g

わかさぎのチーズ焼き
頭からしっぽまでまるごと！ 鉄分もたっぷり

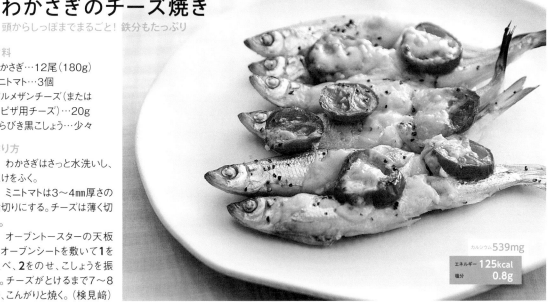

材料
わかさぎ…12尾（180g）
ミニトマト…3個
パルメザンチーズ（または
　ピザ用チーズ）…20g
あらびき黒こしょう…少々

作り方
1　わかさぎはさっと水洗いし、
水けをふく。
2　ミニトマトは3〜4mm厚さの
輪切りにする。チーズは薄く切
る。
3　オーブントースターの天板
にオーブンシートを敷いて1を
並べ、2をのせ、こしょうを振
る。チーズがとけるまで7〜8
分、こんがりと焼く。（検見﨑）

カルシウム 539mg
エネルギー 125kcal
塩分 0.8g

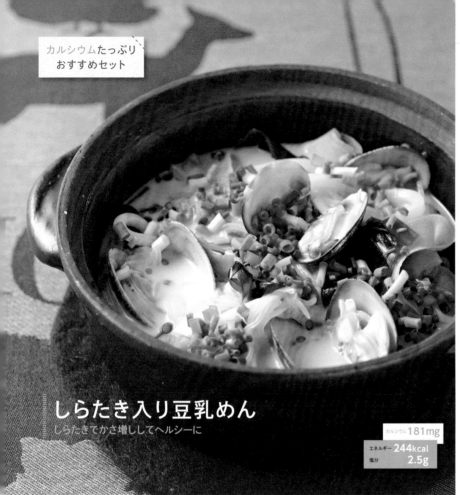

しらたき入り豆乳めん

しらたきでかさ増ししてヘルシーに

カルシウム **181mg**

エネルギー **244kcal**
塩分 **2.5g**

材料
ゆでうどん…1玉
あさり…200g
しらたき…150g
にんじん…1/2本
わかめ（乾燥）…5g
細ねぎ…1/2束
にんにく…1かけ
赤とうがらし…1本
豆乳（無調整）…1カップ
鶏ガラスープのもと…小さじ1
しょうゆ、みりん…各小さじ1
ごま油…大さじ1/2

作り方
1 あさりは砂出しし、殻をこするようにしてよく洗う。わかめは水でもどして水けをきる。
2 しらたきは下ゆでし、にんじんはピーラーでリボン状にする。にんにくは薄切りに、わかめは大きければざく切りに、細ねぎは小口切りにする。赤とうがらしは種をとる。
3 鍋にごま油とにんにく、赤とうがらしを入れて熱し、香りが立ったら、あさり、水1と1/2カップ、鶏ガラスープのもと、しらたき、にんじん、わかめを加えて煮立てる。
4 うどん、豆乳を加えてあたため、しょうゆ、みりんで味をととのえ、細ねぎを散らす。　　　　（ほりえ）

ししゃもと野菜の南蛮漬け

焼いてつけるだけ！　下処理なしの手軽さも◎

材料
ししゃも…6尾
玉ねぎ…1/2個
セロリ…1本
にんじん…1/2本
A 砂糖…ひとつまみ
　 水、酢…各大さじ2
　 みりん、しょうゆ
　 　…各大さじ1
　 赤とうがらし
　 （小口切り）
　 　…少々
ごま油…大さじ1強

作り方
1 玉ねぎはくし形切り、セロリは筋をとって1cm厚さの斜め切りに、にんじんは短冊に切る。
2 Aをバットに合わせる。
3 フライパンにごま油大さじ1を熱し、1を3〜4分いため、2のバットに平らにつける。
4 同じフライパンにごま油少々を足し、ししゃもの両面をこんがりと焼いて3に加える。15分以上おいて、味をなじませる。　　（舘野）

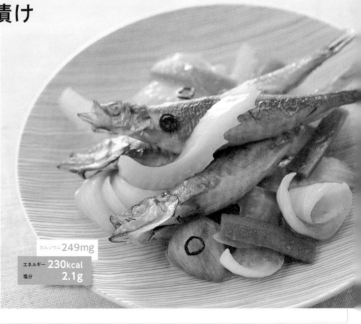

カルシウム **249mg**

エネルギー **230kcal**
塩分 **2.1g**

そら豆と鶏肉の香味いため

骨の土台となる良質の
たんぱく質をしっかり

材料
そら豆（さやなし）…150g
鶏胸肉（皮なし）…1枚（150g）
ミニトマト…7～8個
きくらげ（乾燥）…5g
にんにく、しょうが…各1かけ
A┌ 酒…大さじ1
　│ 塩、砂糖…各少々
　└ かたくり粉…小さじ1
塩、こしょう…各少々
ごま油…大さじ1

作り方
1 そら豆は黒いところにペティナイ
フで浅く切り目を入れ、塩（分量外）
を加えた熱湯でさっとゆで、ざるに上
げて手早く冷まし、薄皮をむく。
2 鶏肉は一口大のそぎ切りにし、**A**
をからめる。
3 きくらげは水でもどし、食べやすく
ちぎる。にんにく、しょうがはみじん切
りにする。
4 フライパンにごま油を熱し、にんに
く、しょうがをさっといため、**2**を加えて
中火で3～4分いためる。
5 鶏肉に火が通ったら、**1**、ミニトマ
ト、きくらげを加えてさっといため、塩、
こしょうで味をととのえる。　（舘野）

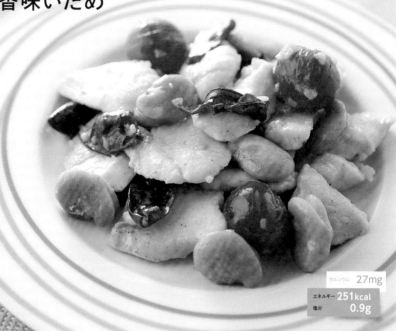

カルシウム 27mg
エネルギー 251kcal
塩分 0.9g

焼きさんまと干ししいたけのごはん

ビタミンDをばっちりとれる強力タッグ

材料
（作りやすい分量）
米…360㎖（2合）
さんま…2尾
干ししいたけ…2個
だし…330㎖
A┌ ぎんなん…10個
　│ こぶ…10㎝
　│ 日本酒、しょうゆ（減塩）
　└ 　…各大さじ1
しょうが（ごく細いせん切り）
　…大さじ2

作り方
1 干ししいたけはだしに
15分ほどつけてもどし、軸
をとって細切りにする。
2 土鍋に洗った米、**1**の
だし、干ししいたけ、**A**を入
れて強火にかけ、煮立った
ら弱火にして15分炊き、
火を止めて15分蒸らす。
3 さんまは焼いて身をほ
ぐし、器に盛った**2**のごは
んの上にのせ、しょうがを
たっぷりのせる。　（祐成）

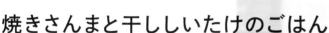

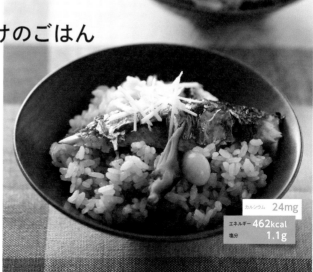

カルシウム 24mg
エネルギー 462kcal
塩分 1.1g

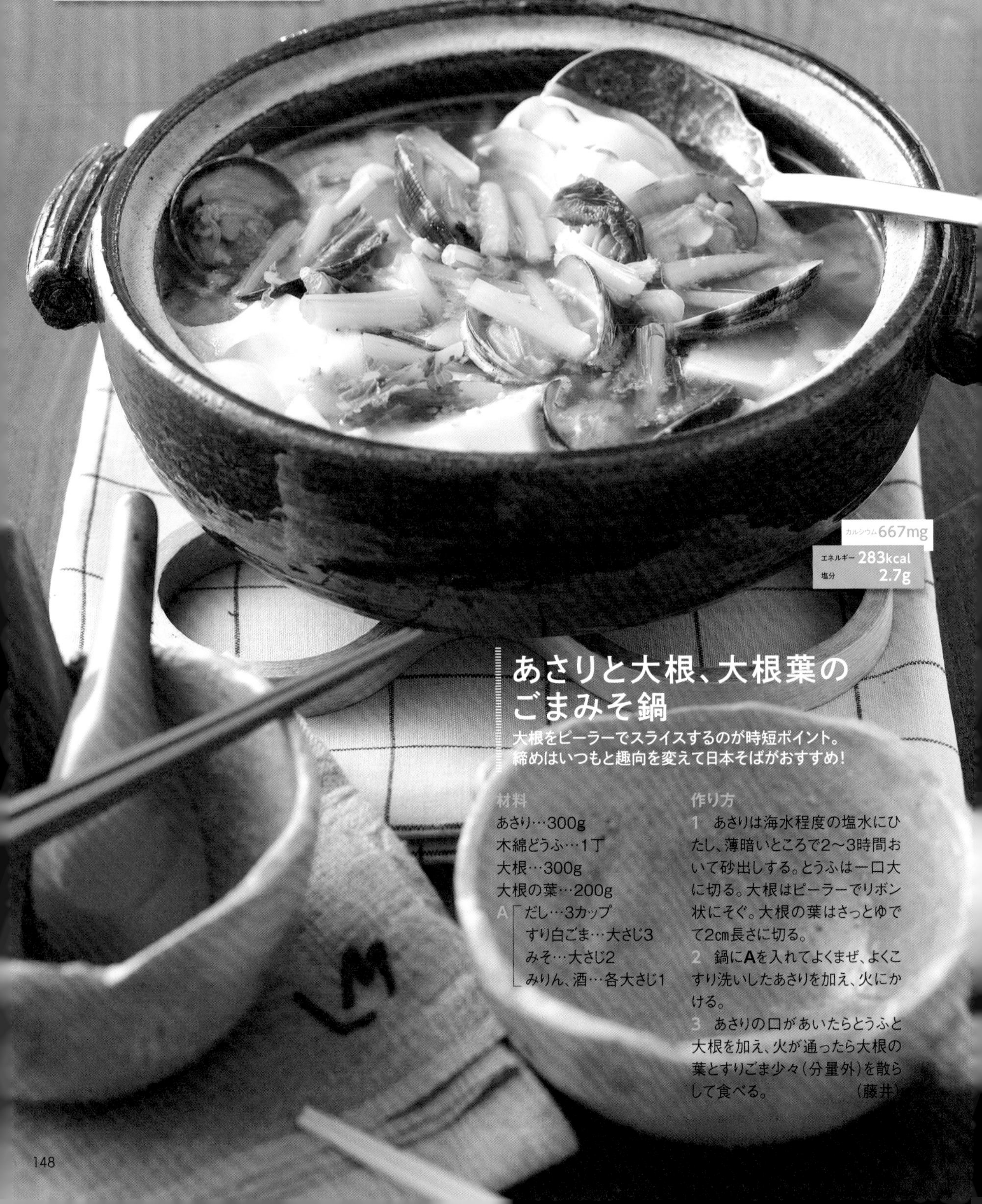

カルシウム **667mg**

エネルギー **283kcal**
塩分 **2.7g**

あさりと大根、大根葉の
ごまみそ鍋

大根をピーラーでスライスするのが時短ポイント。
締めはいつもと趣向を変えて日本そばがおすすめ！

材料

あさり…300g
木綿どうふ…1丁
大根…300g
大根の葉…200g
A［ だし…3カップ
　 すり白ごま…大さじ3
　 みそ…大さじ2
　 みりん、酒…各大さじ1

作り方

1 あさりは海水程度の塩水にひ
たし、薄暗いところで2〜3時間お
いて砂出しする。とうふは一口大
に切る。大根はピーラーでリボン
状にそぐ。大根の葉はさっとゆで
て2cm長さに切る。

2 鍋にAを入れてよくまぜ、よくこ
すり洗いしたあさりを加え、火にか
ける。

3 あさりの口があいたらとうふと
大根を加え、火が通ったら大根の
葉とすりごま少々（分量外）を散ら
して食べる。

（藤井）

とろとろ豆乳鍋

うまみがとけ込んだスープが
具材にしっかりからみます

材料
生たら…2切れ
にんじん…1本(120g)
わかめ(塩蔵)…20g
細ねぎ…30g
長いも(すりおろし)…150g
だし…1と1/2カップ
A┌豆乳…1と1/2カップ
 │みりん…大さじ1と1/2
 └みそ…大さじ3

作り方
1 たらは一口大のそぎ切りにし、にん
じんは皮をむいてピーラーで1.5cm幅
のリボン状にそぐ。わかめはたっぷり
の水に5分ほどつけて塩抜きし、食べ
やすい長さに切る。細ねぎは4〜5cm
長さに切る。
2 長いもにだしを少しずつ加えてと
きのばし、Aを加えてまぜ合わせる。
3 鍋に2を煮立て、1を加えて煮る。
(中村)

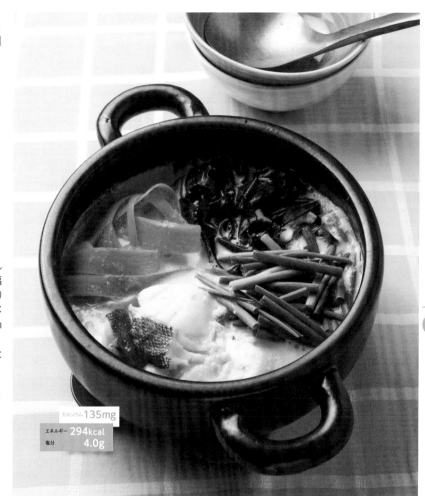

カルシウム 135mg
エネルギー 294kcal
塩分 4.0g

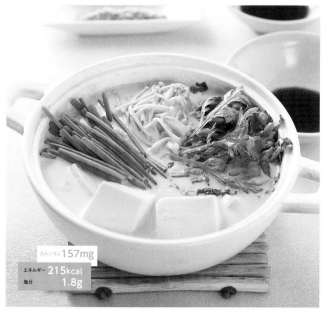

カルシウム 157mg
エネルギー 215kcal
塩分 1.8g

豆乳湯どうふ

こっくりクリーミーな豆乳で
食材のうまみをシンプルに

材料
春菊…100g
えのきだけ…80g
あさつき…1/2束
絹ごしどうふ…1丁
豆乳…2カップ
ポン酢しょうゆ…適量
さんしょう塩…適量
●塩大さじ1に粉ざんしょう
小さじ1/2をまぜたもの

作り方
1 春菊は葉をつむ。えのき、あ
さつきは5cm長さに切る。とうふ
は6等分に切る。
2 土鍋に豆乳を入れ、とう
ふ、えのき、春菊、あさつきを入
れて煮立てる。
3 火が通ったら器にとり、ポ
ン酢やさんしょう塩をかけて食
べる。 (祐成)

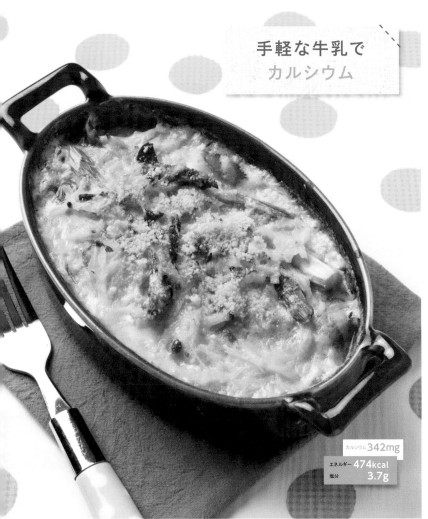

えびとポテトの
みそグラタン

じゃがいもがとろみづけに活躍！
みその深みでソースを格上げして

材料
えび（殻つき）…8尾（250g）
玉ねぎ…1/4個
じゃがいも…2個（250g）
グリーンアスパラガス…3本
牛乳…1と1/2カップ
バター…20g
みそ、粉チーズ…各大さじ2
塩、こしょう…各少々

作り方

1 えびは背わたを竹ぐしでとり、尾を残して殻をむき、塩、こしょうする。玉ねぎは薄切りにする。じゃがいもは細切りにする。アスパラガスは斜め3cm長さに切る。

2 フライパンにバターをとかし、玉ねぎをしんなりするまで中火でいため、じゃがいもを加えて軽くいため、牛乳を加える。

3 まぜながら煮て、とろみがついたら**1**のえび、アスパラガスも加えて軽く火を通し、みそをとき入れる。

4 耐熱容器に**3**を入れ、粉チーズを振ってオーブントースターで10分焼く。　（中村）

> カルシウム **342mg**
> エネルギー **474kcal**
> 塩分 **3.7g**

れんこんのポタージュ

のどごしのよさとやさしい甘みに癒やされる

材料
れんこん…小1節（100g）
長ねぎ…1/2本
牛乳…1カップ
バター…5g
顆粒スープ（コンソメ）
　…小さじ1
塩…小さじ1/2
あらびき黒こしょう、パセリ
　（みじん切り）…各適量

作り方

1 れんこんは皮をむいてすりおろす。ねぎは薄切りにする。

2 鍋にバターをとかし、ねぎを入れてしんなりするまでいため、れんこん、水1カップ、顆粒スープを加えて10分煮る。

3 牛乳を加え、煮立ったら塩で味をととのえて器に盛り、こしょう、パセリを振る。　（中村）

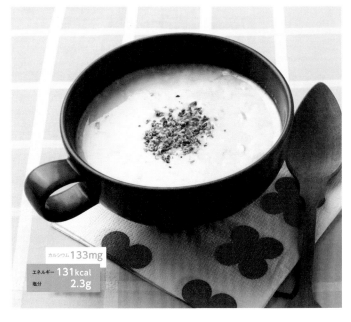

> カルシウム **133mg**
> エネルギー **131kcal**
> 塩分 **2.3g**

ほうれんそう茶わん蒸し

あざやかな緑の茶わん蒸しに、
ひき肉のあんをかけて

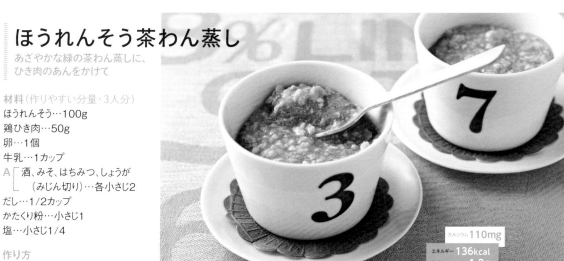

材料(作りやすい分量・3人分)
ほうれんそう…100g
鶏ひき肉…50g
卵…1個
牛乳…1カップ
A [酒、みそ、はちみつ、しょうが
  （みじん切り）…各小さじ2
だし…1/2カップ
かたくり粉…小さじ1
塩…小さじ1/4

作り方
1　ほうれんそうはざく切りにしてミキサーに入れ、牛乳、塩を加えてなめらかになるまで
かくはんする。耐熱ボウルに入れ、ラップをかけずに電子レンジで2分ほど加熱する。
2　卵を割りほぐして1に注いでまぜ、器に入れる。
3　鍋にキッチンペーパーを敷き、2cm程度の高さまで水を入れ、2をおいて火にかけ
る。沸騰したら少しずらしてふたをし、火を弱めて15分蒸す。竹ぐしを刺して澄んだ汁が
出てくれば蒸し上がり。
4　別の鍋にひき肉、Aを入れ、よくまぜてから火にかけ、ひき肉がパラパラになったらだ
しを加えて煮立て、大さじ1の水でといたかたくり粉でとろみをつけ、3にかける。(ほりえ)

カルシウム 110mg
エネルギー 136kcal
塩分 1.2g

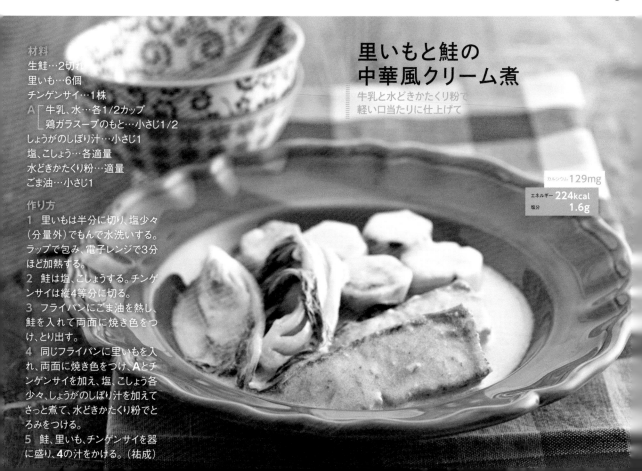

材料
生鮭…2切れ
里いも…6個
チンゲンサイ…1株
A [牛乳、水…各1/2カップ
  [鶏ガラスープのもと…小さじ1/2
しょうがのしぼり汁…小さじ1
塩、こしょう…各適量
水どきかたくり粉…適量
ごま油…小さじ1

里いもと鮭の
中華風クリーム煮

牛乳と水どきかたくり粉で
軽い口当たりに仕上げて

カルシウム 129mg
エネルギー 224kcal
塩分 1.6g

作り方
1　里いもは半分に切り、塩少々
(分量外)でもんで水洗いする。
ラップで包み、電子レンジで3分
ほど加熱する。
2　鮭は塩、こしょうする。チンゲ
ンサイは縦4等分に切る。
3　フライパンにごま油を熱し、
鮭を入れて両面に焼き色をつ
け、とり出す。
4　同じフライパンに里いもを入
れ、両面に焼き色をつけ、Aとチ
ンゲンサイを加え、塩、こしょう各
少々、しょうがのしぼり汁を加えて
さっと煮て、水どきかたくり粉でと
ろみをつける。
5　鮭、里いも、チンゲンサイを器
に盛り、4の汁をかける。(祐成)

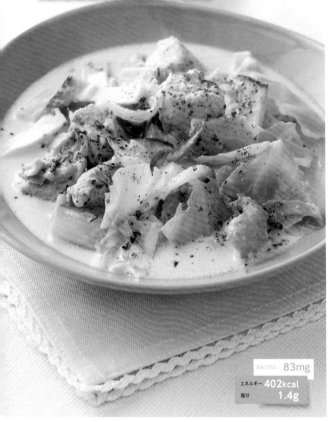

カルシウム 83mg
エネルギー 402kcal
塩分 1.4g

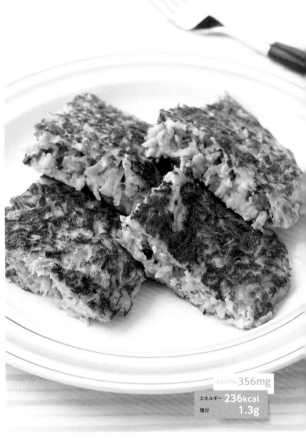

カルシウム 356mg
エネルギー 236kcal
塩分 1.3g

鶏胸肉とキャベツ、
エリンギの豆乳煮

カルシウムを効率よくとれて、野菜もたっぷり

材料
鶏胸肉…1枚
キャベツ…2枚
エリンギ…2本
玉ねぎ…1/2個
にんにく…1かけ
豆乳（または牛乳）
　…3カップ
固形スープ…1個
塩、こしょう…各少々
油…小さじ1

作り方
1　鶏肉は一口大に切り、塩、こしょうを振る。
2　キャベツはざく切りに、エリンギと玉ねぎは薄切りに、にんにくはみじん切りにする。
3　鍋に油を熱して1を中火でいため、にんにく、玉ねぎを加えてざっといため、豆乳、キャベツ、エリンギ、固形スープを加える。
4　煮立ったら弱火にして15〜20分煮る。器に盛り、好みでこしょう、パセリのみじん切りを振る。　　　（森）

切り干し大根のオムレツ

乾物の歯ごたえが楽しい、和風オムレツ

材料
卵…2個
切り干し大根…20g
細ねぎ（小口切り）
　…20本（30g）
桜えび…大さじ3
牛乳…1/2カップ
スキムミルク…15g
しょうが（みじん切り）
　…小さじ1
かたくり粉
　…大さじ1/2
しょうゆ…大さじ1/2
油…小さじ2

作り方
1　切り干し大根は水を張ったボウルでよくもみ洗いし、しばらずにざるに上げ、5分たったら1cm長さに切る。
2　少し大きめの耐熱ボウルに1と牛乳を入れ、ラップをかけずに電子レンジで4分ほど加熱する。しょうゆを加えて、切り干し大根が水分を吸って汁けがなくなるまで、そのままおく。
3　別のボウルにかたくり粉と同量の水を入れてまぜ、卵、2、細ねぎ、桜えび、スキムミルク、しょうがを加えてよくまぜる。
4　フライパンに油を熱し、3を一気に流し入れ、半熟になるまで菜箸で大きくまぜながら焼き、ふたをして火を弱めて1〜2分焼き、上下を返してさらに焼く。食べやすい大きさに切り、器に盛る。（ほりえ）

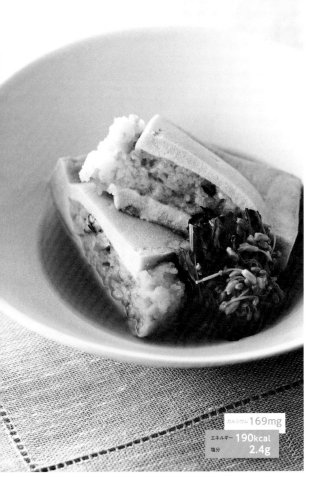

カルシウム **169**mg
エネルギー **190**kcal
塩分 **2.4**g

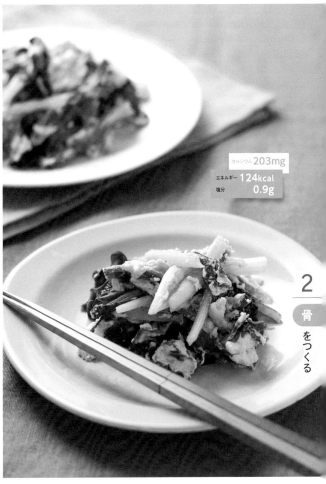

カルシウム **203**mg
エネルギー **124**kcal
塩分 **0.9**g

射込み高野の含め煮

ジュワッとあふれ出るだしのうまみに悶絶

材料
高野どうふ…2個
むきえび…100g
しいたけ…2〜3個
にんじん…1/3本
卵白…1個分
だし…1カップ
かたくり粉…小さじ2
塩…適量
酒、しょうゆ
　…各大さじ1
みりん…大さじ1と1/2
ゆでた菜の花…適量

作り方
1　高野どうふは湯でもどし、手で水けを
しぼる。具を詰めるために、包丁でまん中
に切り込みを入れる。
2　えびは包丁でこまかくたたく。しいた
け、にんじんはみじん切りにする。
3　ボウルに2、卵白、かたくり粉、酒大さ
じ1/2、塩ひとつまみを合わせ、粘りが出
るまで手でねる。
4　1の切れ目に3を詰める。
5　鍋にだし、酒大さじ1/2、しょうゆ、みり
んを合わせて火にかけ、塩で味をととの
え、4を加えてふたをし、弱火で煮含める。
6　煮汁がしみたら、半分に切る。汁とと
もに器に盛り、菜の花を添える。（高橋）

小松菜ときくらげの
卵いため

パパッと作れて、メインにも副菜にも

材料
小松菜…200g
きくらげ（乾燥）
　…5g（7〜8個）
卵…2個
固形スープ…1/4個
塩、こしょう…各少々
油…大さじ1/2

作り方
1　小松菜は4〜5cm長さに切る。きく
らげは水でもどし、一口大に切る。湯
1/4カップに固形スープをとかす。
2　フライパンに油を熱し、強火で小
松菜、きくらげをいため、油が回ったら
スープを加え、ふたをして1分ほど蒸し
煮にして火を通す。
3　ふたをとり、小松菜がしんなりとし
たら割りほぐした卵を流し入れて大きく
まぜ、塩、こしょうで味をととのえる。
（検見﨑）

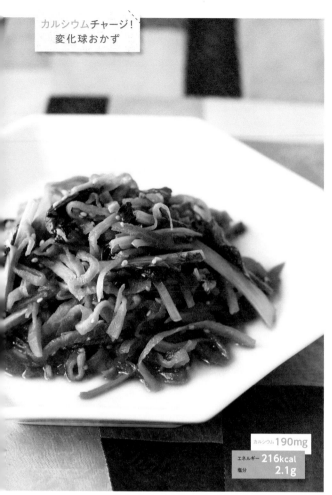

カルシウム	190mg
エネルギー	216kcal
塩分	2.1g

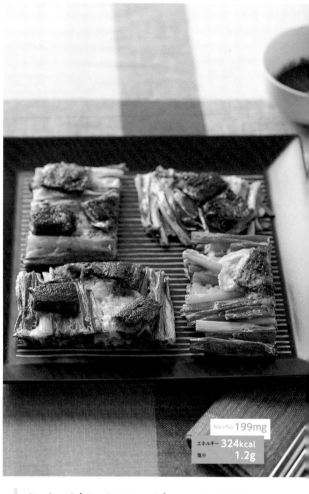

カルシウム	199mg
エネルギー	324kcal
塩分	1.2g

切り干し大根と小松菜の チャプチェ風いため物

切り干し大根のうまみをたっぷり含ませて

材料
切り干し大根…20g
小松菜…2束
にんじん…1本
いり白ごま…大さじ1
A 切り干し大根の
　 もどし汁…1/2カップ
　 しょうゆ…大さじ1と1/2
　 酒…大さじ1
ごま油…大さじ2

作り方
1 切り干し大根は軽く水洗いし、長ければ5cmくらいに切り、たっぷりの水につけてもどす。
2 小松菜は5cm長さに、にんじんは5cm長さのせん切りにする。
3 フライパンにごま油大さじ1を熱し、2をいためる。
4 小鍋にまぜ合わせたAを入れて火にかけ、沸騰したら水けをしぼった1を加えていため煮にする。
5 3とごま、ごま油大さじ1を加えていため合わせる。　（高橋）

うなぎと細ねぎのチヂミ

うなぎをいかや豚肉に変えてアレンジしても

材料
うなぎ…1くし(80g)
細ねぎ…1束
とき卵…2個分
A 米酢…大さじ1
　 すり白ごま、しょうゆ
　 （減塩）…各小さじ2
　 砂糖…小さじ1
　 にんにく(すりおろし)
　 …少々
小麦粉…大さじ2
ごま油…小さじ2

作り方
1 うなぎは一口大に切る。
2 細ねぎは長さを3等分し、バットに広げた小麦粉をまぶし、とき卵にくぐらせる。
3 フライパンにごま油を熱し、2のねぎを向きをそろえて並べ、残りの卵液を上からスプーンで薄く流し、1を並べ、ふたをして弱めの中火で両面をこんがりと焼く。
4 食べやすい大きさに切って器に盛り、まぜ合わせたAをかける。
（祐成）

まめまめコーンスープ

缶詰を使えば、本格濃厚スープも時短で!

材料
玉ねぎ…1/4個
ミックスビーンズ缶
　…1缶(120g)
コーンクリーム缶
　…小1缶(190g)
牛乳…1/2カップ
バター…10g
塩…小さじ1/4
こしょう…少々

作り方
1 玉ねぎは1cm角に切る。
2 鍋にバターを弱火でとかし、1をしんなりするまでいため、ミックスビーンズとコーンクリーム、水1/2カップを加え、中火で煮立たせる。
3 牛乳を加え、塩、こしょうで味をととのえて器に盛り、好みでパセリのみじん切りを振る。(中村)

カルシウム **101mg**
エネルギー **260kcal**
塩分 **1.6g**

ほうれんそうとお豆のリボリータ

トスカーナ地方の冬の定番。ほっとあたたまる1皿です

材料
玉ねぎ…1/2個
にんじん…1/2本
じゃがいも…1個
ほうれんそう…1/2束
白いんげん豆缶…1/2缶
バゲット…1cm厚さ4枚
　(かたくなったものでOK)
固形スープ…1個
塩…ひとつまみ
オリーブ油
　…大さじ1と1/2

作り方
1 玉ねぎ、にんじん、じゃがいもは1cm角に切る。ほうれんそうはこまかく刻む。
2 フライパンにオリーブ油大さじ1と1を入れて火にかけ、甘みが出るまでいため、固形スープ、水2カップを加えて20分ほど煮る。
3 鍋にいんげん豆と水1カップ、オリーブ油大さじ1/2、塩を入れて10分煮て、フードプロセッサーにかける。
4 器にトーストしたバゲットを入れ、2を入れて3を注ぎ、好みでオリーブ油、こしょうをかける。　(ほりえ)

カルシウム **75mg**
エネルギー **307kcal**
塩分 **1.5g**

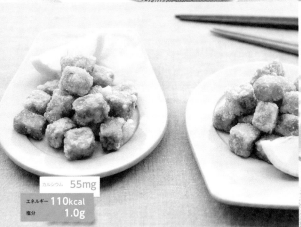

カルシウム **55mg**
エネルギー **110kcal**
塩分 **1.0g**

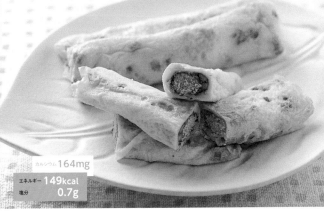

カルシウム **164mg**
エネルギー **149kcal**
塩分 **0.7g**

高野どうふのから揚げ

カリッとジューシー! あと引く味わい

材料
高野どうふ…1個
A しょうゆ…小さじ2
　酒…小さじ1
　和風だしのもと
　　…少々
　にんにく(すりおろし)
　　…少々
かたくり粉、油
　…各適量

作り方
1 高野どうふは熱い湯の中に入れてもどし、手のひらではさんで水けをかたくしぼり、さいの目に切る。
2 ボウルにAを入れてよくまぜ、1を加えて手のひらで押すようにして味をしみ込ませ、汁けをしぼってかたくり粉をまぶす。
3 フライパンに油を入れて中温に熱し、2をこんがり揚げて皿に盛り、好みでレモンを添える。　(ほりえ)

ししゃもの卵ねぎ巻き

骨ごと食べられる小魚類は、カルシウムの宝庫

材料
ししゃも…4尾
A 卵…2個
　細ねぎ(小口切り)
　　…大さじ2
　だし…大さじ1
　かたくり粉…小さじ1
油…適量

作り方
1 ししゃもはまるごとグリルで焼く。
2 ボウルにAを合わせ、よくまぜる。
3 卵焼き用のフライパンに薄く油を引き、さっと紙でふいて余分な油を吸いとり、2の1/4量を流し入れ、卵液の表面がプツプツしてきたら、1のししゃもをのせて巻き上げる。残りも同様にして焼く。(祐成)

栄養ON★作りおきレシピ

キッチンに立つ気力がわかないとき、「あと1品」に困ったとき、冷蔵庫に作りおきおかずがあれば心強い！
妊娠中の体に必要な栄養を補える、優秀常備菜をご紹介します。

鉄、カルシウムが豊富な
和の定番おかず

ひじきの煮物

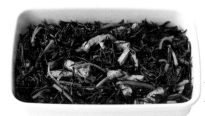

冷蔵
4〜5日
冷凍
3週間

材料（作りやすい分量）
芽ひじき（乾燥）…20g
にんじん…1/3本
油揚げ…1枚
A ┌ だし…3/4カップ
　│ しょうゆ、みりん
　│ 　…各大さじ2
　└ きび砂糖…大さじ1/2
油…小さじ1

作り方
1 ひじきはたっぷりの水でもどし、水けをきる。にんじんはせん切りにする。油揚げは油抜きし、細切りにする。
2 鍋に油を熱し、1を入れていため、Aを加える。煮立ったら、少しぐつぐつするくらいに火を弱め、落としぶたをして5〜8分煮る。　　　　　（鯉江）

ごはんにのせても、
まぜてもおいしい

鶏そぼろ

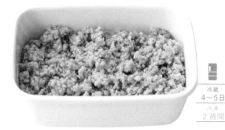

冷蔵
4〜5日
冷凍
2週間

材料（作りやすい分量）
鶏ひき肉…200g
しょうが（すりおろし）…1かけ
だし…大さじ4
酒…大さじ1
きび砂糖、しょうゆ…各小さじ2

作り方
鍋にすべての材料を入れてよくまぜ、火にかけて菜箸でまぜながら火を通し、汁けをとばす。（鯉江）

ほどよい酸味と甘み。
お弁当にも便利です

カラフル野菜のピクルス

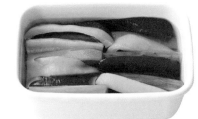

冷蔵
1〜2週間
冷凍には
不向き

材料（作りやすい分量）
きゅうり…1本
にんじん…1/3本
パプリカ（赤、黄）…各1/2個
A ┌ 酢、水…各3/4カップ
　│ きび砂糖…大さじ2
　│ 塩…小さじ1
　│ 赤とうがらし…1本
　└ ローリエ…1枚

作り方
1 きゅうりは長さを3等分に切って、四つ割りにする。にんじんはきゅうりくらいの棒状に切る。パプリカは縦1cm幅に切る。すべて密閉容器に並べ入れる。
2 鍋にAを煮立て、熱いうちに1に注ぐ。冷めたらふたをして、冷蔵室に入れてひと晩おく。　　　　（鯉江）

3色の野菜を巻いて彩りよく。
豚肉でもOK

牛肉の野菜巻き

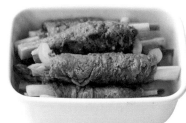

冷蔵
4〜5日
冷凍
2週間

材料（作りやすい分量）
牛ロース薄切り肉…150g
にんじん…1/4本
グリーンアスパラガス…2本
パプリカ（黄）…1/4個
小麦粉…大さじ2
塩、こしょう…各少々
油…大さじ1/2

作り方
1 にんじんは5mm角の棒状に切り、アスパラガスは根元を切り落とし、ともに塩ゆでする。アスパラガスは縦半分に切り、パプリカは細切りにする。
2 牛肉を広げて1をのせて巻き、塩、こしょうを振り、小麦粉をまぶす。油を熱したフライパンで転がしながら全体を焼く。　　　（鯉江）

熱いだしを注いで
味を含ませたら完成!

切り干し大根の酢漬け

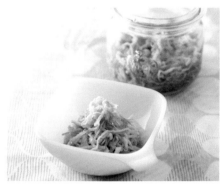

冷蔵
2 週間

材料（作りやすい分量）
切り干し大根…30g
にんじん…1/2本
A｜だし…3/4カップ
　｜しょうゆ…小さじ2
　｜みりん、酢…各大さじ2
　｜塩…少々

作り方
1　切り干し大根はたっぷりの水に10分ほどつけてもどし、水けをしっかりしぼる。にんじんはせん切りにする。
2　切り干し大根とにんじんをまぜ合わせ、保存容器に入れる。
3　小鍋にAを入れてひと煮立ちさせ、熱いうちに2にかける。　　　（ワタナベ）

食物繊維が豊富!
ほどよい甘さが上品です

さつまいものレモン煮

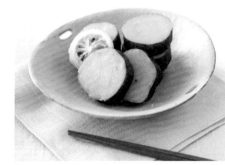

冷蔵
5日

材料（作りやすい分量）
さつまいも…1本
レモン…1個
てん菜糖（または砂糖）
　…大さじ1
塩…少々

作り方
1　さつまいもは1cm厚さの輪切りにし、水にさらす。
2　レモンは半分を5mm厚さに切り、残りは果汁をしぼる。
3　鍋に1、ひたひたの水、てん菜糖を入れて中火にかけ、煮立ったら弱火にし、切ったレモンを加え、8分ほど煮る。
4　さつまいもがやわらかくなったらレモン汁、塩を加える。　　　（ワタナベ）

β-カロテンの多いにんじんを
さっぱりレモン風味で

にんじんと黒オリーブのラペ

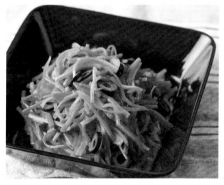

冷蔵
4〜5日

材料（作りやすい分量）
にんじん…1本
黒オリーブ（種抜き）
　…4個
A｜オリーブ油、
　｜マスタード、
　｜きび砂糖
　｜…各小さじ2
　｜レモン汁…大さじ2
　｜塩…少々

作り方
1　にんじんは皮をむいてせん切りにし、塩少々（分量外）をまぶす。しんなりしたらキッチンペーパーで水けをふく。
2　黒オリーブは輪切りにする。
3　ボウルにAをまぜ合わせ、1と2を加えてあえる。　　　（ダンノ）

ごはんにまぜ込んで
おにぎりにしてもおいしい

小松菜とちりめんじゃこのふりかけ

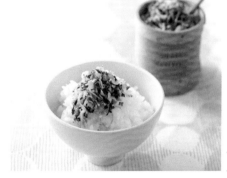

冷蔵
5日

材料（作りやすい分量）
小松菜…1束
ちりめんじゃこ…50g
ごま油…小さじ1

作り方
1　小松菜は根元に十文字の切り込みを入れてよく洗い、みじん切りにする。
2　フライパンを中火で熱し、ちりめんじゃこを入れてカラカラになるまでいためる。
3　ごま油と小松菜を加え、小松菜がしんなりするまでいためる。　　　（ワタナベ）

簡単に手作り★栄養おやつ

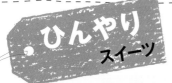
ひんやり
スイーツ

お菓子作りビギナーでも失敗なしの簡単＆栄養コンシャスなレシピが大集合！
甘い幸せで、心と体をやさしく満たして。

トマトのグラニテ

袋の中でトマトをつぶして
冷やすだけ

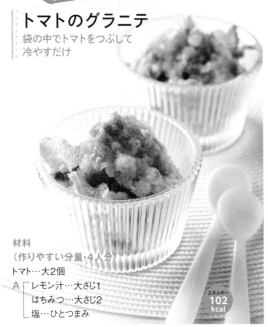

材料
（作りやすい分量・4人分）
トマト…大2個
A┌ レモン汁…大さじ1
　├ はちみつ…大さじ2
　└ 塩…ひとつまみ

エネルギー
102
kcal

作り方
1 トマトは湯むきし、密閉保存袋に入れる。Aを加えて
密閉し、袋の上から手で押しつぶして冷凍する。
2 食べる直前にさらにつぶし、シャーベット状にする。
器に盛り、好みでミントを飾る。　　　　　（鯉江）

アボカド＆バナナの豆乳ジェラート

手作りアイスクリームなら
ヘルシーで安心

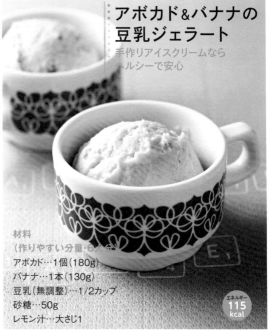

材料
（作りやすい分量・6人分）
アボカド…1個（180g）
バナナ…1本（130g）
豆乳（無調整）…1/2カップ
砂糖…50g
レモン汁…大さじ1

エネルギー
115
kcal

作り方
1 アボカドとバナナは適当な大きさに切り、豆乳、砂糖、レ
モン汁とともにミキサーにかける。
2 密閉保存袋に入れて平らにのばし、2時間ほど冷凍す
る。途中で1～2回袋の上から手でもみ、さらに冷やす。（牧野）

水きりヨーグルトのマンゴーソース

クリーミーな水きりヨーグルトがうっとり美味

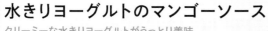

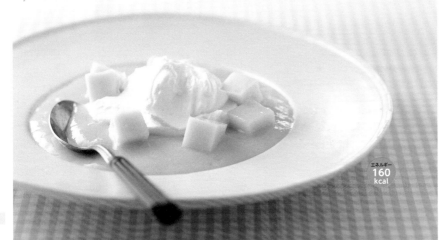

エネルギー
160
kcal

材料
プレーンヨーグルト…200g
マンゴー…1個
A┌ はちみつ、レモン汁
　└ …各大さじ1

作り方
1 キッチンペーパーをのせたざ
るにヨーグルトを入れ、冷蔵庫に
30分以上おいて水きりする。
2 マンゴーは半分はすりおろ
し、半分はあらく刻む。すりおろし
たマンゴーにAを加えてまぜる。
3 器に2のソースを敷き、1の
ヨーグルトをのせ、刻んだマン
ゴーを散らす。　　　　　（藤井）

いちじくのワインコンポート
ワインのアルコール分はとばして

材料
いちじく…4個
A ┌ 赤ワイン…大さじ2
　├ レモン汁、砂糖…各大さじ1
　└ シナモンスティック…1/2本
カテージチーズ…適量

作り方
1　鍋に**A**と水1/4カップを煮立て、いちじくをまるごと加えて紙ぶたをし、10分ほど煮る。
2　あら熱がとれたら冷蔵庫に入れて冷やし、食べやすい大きさに切って器に盛り、カテージチーズをのせる。
（祐成）

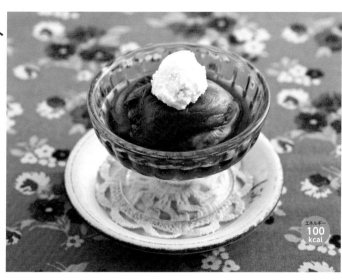

エネルギー
100
kcal

ヨーグルトチーズケーキ
ふるふるとやわらかな口当たりが上品

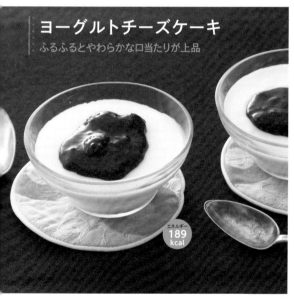

エネルギー
189
kcal

材料
クリームチーズ…100g
プレーンヨーグルト
　…200g
砂糖…50g
卵白…1個分
いちごジャム…大さじ2
板ゼラチン
　…5枚(1.5g×5枚)

作り方
1　クリームチーズは泡立て器でよくねり、砂糖を加えてクリーム状になるまでまぜ合わせる。
2　板ゼラチンはたっぷりの冷水に20分ほどつけてもどし、しっかりと水けをきる。
3　ボウルに卵白を入れ、角が立つまで泡立てる。
4　**1**にヨーグルトを加えてまぜ合わせ、**3**を加え、さっくりとまぜる。
5　小鍋に湯1/4カップを沸かし、**2**を加えて煮とかし、冷めたら**4**に加えてまぜ合わせる。器に流し入れ、ラップをふわっとかけて冷蔵庫で1時間ほど冷やす。食べる直前にいちごジャムをのせる。　（広沢）

ジンジャー豆乳プリン
シロップは紅茶や炭酸水に入れて
楽しんでも

エネルギー
223
kcal

★ジンジャーシロップ
（作りやすい分量）
A ┌ しょうが(薄切り)…200g
　├ てん菜糖…200g
　└ 水…2カップ
レモン汁…大さじ1

**★ジンジャー
豆乳プリン**
B ┌ 豆乳(無調整)
　│　…2カップ
　│ ジンジャーシロップ
　│　…1カップ
　├ 塩…ひとつまみ
　└ 粉寒天…小さじ1/2
くず粉…大さじ1

作り方
1　ジンジャーシロップを作る。鍋に**A**を入れて煮立て、弱火で5分ほど煮、レモン汁を加えて火を止める（密閉容器で1週間ほど冷蔵保存可）。
2　鍋に**B**を入れて煮立て、まぜながら弱火で2〜3分煮て寒天をとかす。同量の水でといたくず粉を加え、もったりとするまで弱火で5分ほど煮て、器に流し入れる。あら熱がとれたら冷蔵庫で冷やす。　（鯉江）

材料
ひよこ豆（水煮）…100g
粉寒天…2g
いちご…6個
キウイ…1個
メープルシロップ…大さじ5

作り方
1 耐熱容器にひよこ豆、メープルシロップの半量を入れ、電子レンジで2分加熱し、そのまま冷ます。
2 鍋に水250㎖を入れ、粉寒天を加えまぜて中火にかけ、煮立ったら弱火にして煮とかす。バットなどに流し、あら熱がとれたら冷蔵庫で冷やす。
3 いちごとキウイは食べやすく切る。
4 **2**が固まったら1㎝角に切り、**1**、**3**とともに器に盛り、残りのメープルシロップをかける。　　　　（藤井）

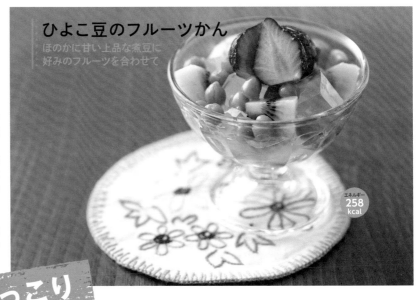

ひよこ豆のフルーツかん
ほのかに甘い上品な煮豆に
好みのフルーツを合わせて

258 kcal

ほっこり 和スイーツ

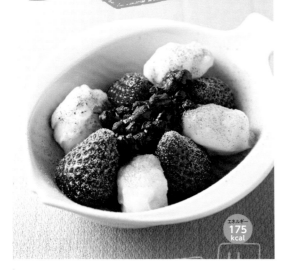

175 kcal

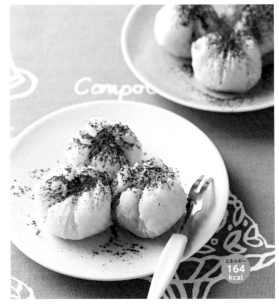

164 kcal

いちごと豆乳もちのあずき添え
口福の三重奏に酔いしれて

材料
いちご…8個
A［豆乳（無調整）…1/2カップ
　砂糖、かたくり粉…各大さじ2
ゆであずき（市販）…60g
抹茶…少々

作り方
1 鍋に**A**を入れ、ダマにならないようになめらかにまぜて火にかけ、もっちりとするまでねりまぜる。
2 手をぬらして**1**を丸めてだんご状にし、いちご、ゆであずきとともに器に盛り、抹茶を振る。（牧野）

さつまいも茶巾だんご
食物繊維が豊富なおやつで、便秘対策！

材料
さつまいも…150g
バター…小さじ2
砂糖…大さじ2
ココアパウダー…少々

作り方
1 さつまいもは皮を厚めにむいて、2㎝厚さの輪切りにし、水にさらす。
2 鍋に**1**とかぶるくらいの水を入れて中火でゆでる。やわらかくなったら湯を捨て、火にかけて鍋を揺らしながら水分をとばす。
3 へらなどでつぶし、熱いうちにバター、砂糖を加えまぜ、6等分する。ラップで包み、茶巾にしぼる。食べる直前にココアを振る。
　　　　（牧野）

さつまいもの
メープル風味ようかん

おいもの自然な甘みを生かした素朴なおやつ

材料（13×18cmのバット1台分）
さつまいも（皮を除く）…250g
粉寒天…1g
レモン汁…大さじ1

作り方
1　鍋に水1/4カップ、粉寒天を入れて火にかけ、均一にとけるよう、まぜながら煮る。
2　さつまいもはゆでてからつぶし、1、レモン汁を加えてまぜ、ラップを敷いたバットに入れて冷蔵庫で冷やす。
3　食べやすい大きさに切り、好みでメープルシロップをかける。　　　　　　　　　　　　　　　　（祐成）

エネルギー
196
kcal

白玉ずんだもち

とうふ入りの白玉はもちもちふんわり

材料
枝豆（冷凍）…200g
はちみつ…大さじ1
A ┌ 白玉粉…50g
　└ 木綿どうふ…50g

作り方
1　枝豆は解凍し、さや、薄皮を除き、フードプロセッサーに入れてかくはんし、はちみつも加えてなめらかなペースト状にする。
2　ボウルにAを入れて手でつぶしながらまぜ、水を少しずつ加えて耳たぶくらいのかたさになるまでこね、直径2cmくらいに丸める。
3　たっぷりの熱湯に2を入れてゆで、浮き上がって20秒ほどしたら水にとる。1に加えてあえる。　（藤井）

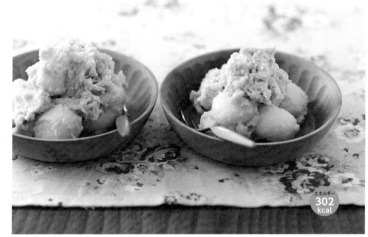

エネルギー
302
kcal

プルーンといちじくの
くるみ巻き

鉄分に富んだドライフルーツのお茶うけ

材料
ドライプルーン…3個
干しいちじく…3個
くるみ…6個

作り方
1　くるみはラップをせずに電子レンジで2分ほど加熱する。
2　プルーン、いちじくに切り込みを入れ、くるみを入れて、半分に切る。　　　　　　　　　　（ほりえ）

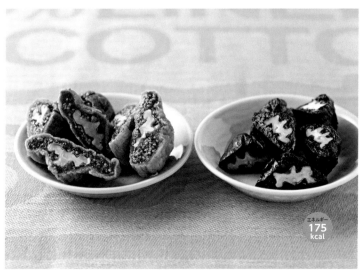

エネルギー
175
kcal

かぼちゃとチーズの蒸しケーキ

にんじんや青菜など、野菜を変えてアレンジしても

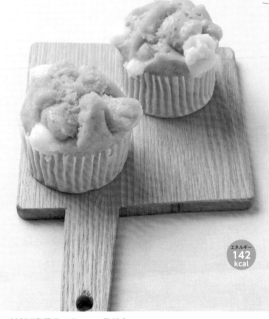

エネルギー 142 kcal

材料（直径5cmの
カップ8個分）
かぼちゃ（皮を除く）
…100g
プロセスチーズ…60g
ホットケーキミックス
…200g
卵…1個
砂糖…大さじ1

作り方
1 かぼちゃは皮ごとラップで包んで電子レン
ジで2分ほど加熱し、実をスプーンでこそげと
り、つぶす。チーズは1cm角に切る。
2 ボウルに卵を割りほぐし、砂糖、水3/4カッ
プ、ホットケーキミックス、かぼちゃ、チーズの順
に、加えながらまぜ合わせる。
3 カップの八分目まで2を入れ、強火で熱し
た蒸し器で15分蒸す。 （中村）

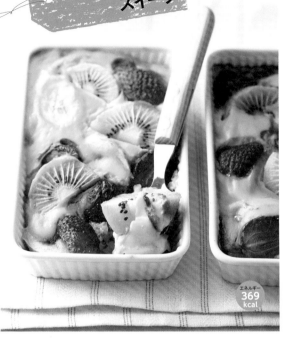

エネルギー 369 kcal

フルーツのカスタードグラタン

豆乳カスタードが果物の甘みを引き立てて

材料
いちご…5個
キウイ…1個
バナナ…1本
グラノーラ…大さじ4
A ┌ 卵黄…2個
　 豆乳（無調整）…1カップ
　 メープルシロップ…大さじ2
　 かたくり粉…大さじ1
　 バニラエッセンス（あれば）
　 └ …少々

作り方
1 いちごは半分に切る。キウイは1
cm厚さの半月切り、バナナは1cm厚
さの斜め切りにする。
2 鍋にAを入れて泡立て器でよく
まぜ、火にかけてとろっとするまでま
ぜながら煮る。
3 耐熱容器にグラノーラを敷き、2
を流し入れ、1をのせる。オーブントー
スターで10分ほど、焼き色がつくま
で焼く。 （鯉江）

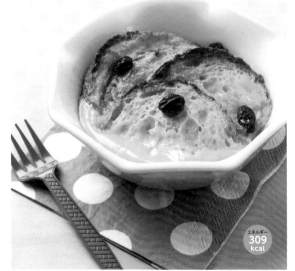

エネルギー 309 kcal

キャロットパンプディング

かたくなったパンでOKの簡単スイーツ

材料
にんじん…1/2本（60g）
A ┌ 卵…2個
　 牛乳…3/4カップ
　 砂糖…大さじ3
　 └ バニラエッセンス…少々
バゲット…1cm厚さ8枚
レーズン…小さじ1

作り方
1 にんじんはすりおろし、Aとまぜ合わ
せる。レーズンは水にひたす。
2 耐熱容器にバゲットを並べて1の卵
液を流し入れ、5分ほどおく。
3 レーズンをのせてアルミホイルをか
ぶせ、トースターで10分焼き、ホイルを
とってさらに3分ほど焼いて焼き目をつけ
る。 （中村）

ドライフルーツのファー

フランスの田舎町発祥の素朴なデザート

材料（1個分）
とき卵…1/2個分
薄力粉、砂糖
　…各小さじ1
牛乳…1/2カップ
バター…5g
ドライアプリコット…2個
レーズン…大さじ1

作り方
1　バターはとかす。アプリコットは刻む。
2　とき卵に牛乳を加えてまぜる。
3　ボウルに薄力粉、砂糖を入れてまぜ、2を加えてさらにまぜ、1のバターも加えてまぜる。
4　耐熱容器に3を流し、アプリコット、レーズンをのせてオーブントースターで8分ほど焼く。
　　　　　　　　　　　　　　　　　（祐成）

焼きりんごの
ヨーグルトクリームかけ

とろんと甘ずっぱい、秋スイーツの代表格

材料（1個分）
りんご…1個
バター…10g
砂糖…小さじ1
水きりプレーンヨーグルト
　…大さじ2
シナモンパウダー…適量

作り方
1　りんごは芯を抜いてフォークで表面に穴をあけ、バター、砂糖を詰め、耐熱容器に入れて電子レンジで6～7分加熱する。
2　ヨーグルトをのせ、シナモンパウダーを振る。　　　　　　　　　　　（祐成）

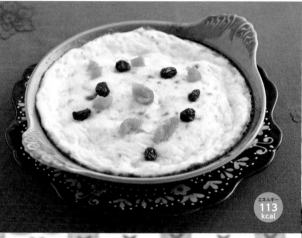

エネルギー 113 kcal

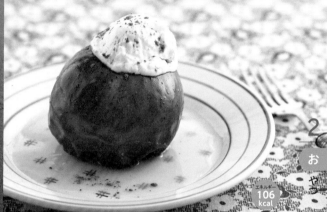

エネルギー 106 kcal

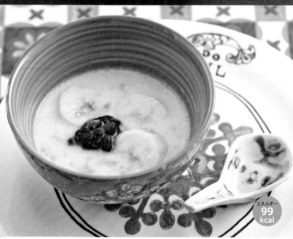

エネルギー 99 kcal

エネルギー 226 kcal

あずきとバナナのチェー

ベトナム風のあったかぜんざいでほっこり

材料
A　ココナッツミルク、牛乳
　　…各1/2カップ
　　ゆであずき缶…大さじ1
　　バナナ（輪切り）…1/2本
　　砂糖…小さじ1/2
きな粉…適量

作り方
鍋にAを入れて煮立て、器に盛り、きな粉を振る。　　　　　　（祐成）

のり塩ポテト

ほっくりゆでて、カリッと焼く

材料
じゃがいも…2個
オリーブ油…大さじ2
塩…少々
青のり…適量

作り方
1　じゃがいもは皮つきのままよく洗い、5～7mm厚さの輪切りにし、竹ぐしが刺さるくらいにゆでる。
2　フライパンにオリーブ油を強火で熱し、1を入れて両面をこんがりと焼き、塩、青のりを振る。　　　　　　　　　　　　　　　　（鯉江）

フレッシュ★スムージー

野菜やフルーツの栄養がまるごと詰まったスムージーは、妊娠中のおやつに
ぴったり！体調に合わせたレシピで、賢くビタミン・ミネラルを補給して。

葉酸スムージー
フルーツと野菜の
葉酸&ビタミンを手軽に

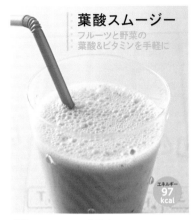

エネルギー
97
kcal

材料
いちご…150g
パプリカ…1/2個
プレーンヨーグルト
　…1カップ
はちみつ…適量

作り方
1　いちごとパプリカは乱
切りにする。
2　1とヨーグルトをミキ
サーでかくはんし、はちみ
つを加えて味をととのえる。
（牧野）

鉄強化スムージー
鉄、たんぱく質を
しっかりチャージ

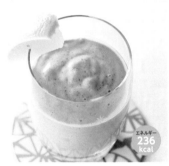

エネルギー
236
kcal

材料
A┌ドライプルーン…5個
　│バナナ…1本
　│豆乳（無調整）
　│　…1と1/2カップ
　│プレーンヨーグルト
　│　…1/4カップ
　│きな粉、はちみつ
　└　…各大さじ1
レモン…1/4個

作り方
1　ミキサーにA
を入れてかくはん
する。
2　器に注ぎ、レ
モンを飾る。好み
でレモンをしぼり、
まぜて飲む。
（鯉江）

美肌スムージー
りんごの食物繊維や
オリゴ糖で、胃腸にやさしい

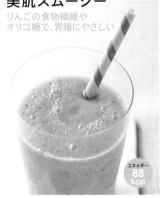

エネルギー
88
kcal

材料
りんご…1/2個
にんじん…1/3本
オレンジ…1個
レモン汁
　…大さじ1
オリゴ糖
　…大さじ1/2

作り方
1　りんごは皮つきのま
まざく切りにする。にんじ
ん、オレンジは皮をむき、
ざく切りにする。
2　ミキサーにすべての
材料を入れてかくはんす
る。
（鯉江）

カルシウムスムージー
1杯に栄養がギュッ！
忙しい朝にもおすすめ

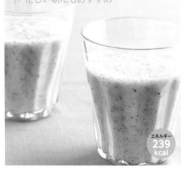

エネルギー
239
kcal

材料
小松菜…2株
キウイ…1個
バナナ…小1本
パセリ…少々
りんごジュース
　…1と1/2カップ
プレーンヨーグルト、
亜麻仁油
　…各大さじ1

作り方
1　小松菜はざく切りに
する。キウイ、バナナは
一口大に切る。
2　ミキサーにすべての
材料を入れ、なめらかに
なるまでかくはんする。
（鯉江）

むくみすっきりスムージー
カリウム、ビタミンたっぷりで
デトックス

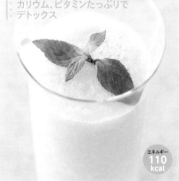

エネルギー
110
kcal

材料
パプリカ…1個
グレープフルーツ
　…1個
はちみつ…大さじ1

作り方
1　パプリカはざく切り
に、グレープフルーツは
薄皮をむく。
2　ミキサーに1とはちみ
つ、水1/2カップを入れ
てかくはんする。
3　グラスに注ぎ、好み
でミントを添える。
（あまこ）

デトックススムージー
余分な塩分を排出してくれる
バナナを主役に

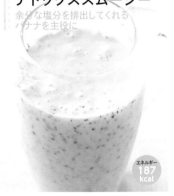

エネルギー
187
kcal

材料
バナナ…1本
ブルーベリー…100g
牛乳…3/4カップ
プレーンヨーグルト
　…50g
はちみつ…大さじ1

作り方
ミキサーにすべての
材料を入れ、なめらか
になるまでかくはんす
る。
（あまこ）

PART

3

妊娠中にありがち!
食事診断

★

「甘いものがやめられない」
「食べているつもりはないのに体重がふえてしまう」
「つわりが終わったら食欲が止まらない」など、
妊婦さんにありがちな悩み。
食事内容を診断すると、理由が見えてきました。

1 甘いものがやめられない

ついつい甘いものをドカ食い

お菓子やアイスなど、妊娠5カ月ごろからたくさん食べています。赤ちゃんが大きくなりすぎないか心配……。

Hさん（妊娠6カ月）

1日に3回、間食してしまう

甘いものを無性に欲して間食がやめられません。10・15・17時ごろに、チョコレートやケーキを食べちゃいます。

Mさん（妊娠10カ月）

背景には貧血とセロトニン不足が！甘いものより、3食をしっかり

　おやつに甘いお菓子を食べていると、それでおなかが満たされて、肝心の食事のボリュームが減ってしまいがち。スイーツ好きの妊婦さんは、糖分や油脂をとりすぎて、妊娠糖尿病や肥満のリスクが上がる一方で、たんぱく質や、鉄などのミネラルが大幅に不足しています。

　「甘いものがやめられない」背景には、貧血で疲れやすくなっていて甘いものを欲している、過食を抑制するセロトニン（脳内の神経伝達物質）が不足しているなどが考えられます。3回の食事をしっかり食べないと、ますます甘いものに依存する悪循環になるので、食生活を改善しましょう。

1 貧血を解消しよう

手っとり早く血糖値を上げようと「甘いものを体が求める」、体温調節がうまくいかずに「アイスクリームや氷を無性に食べたくなる」などは、貧血の典型的な症状です。鉄が欠乏しているので、動物性のヘム鉄を中心に、鉄を含む食材を積極的に食べるようにしましょう。

2 たんぱく質をとろう

過食を抑制するセロトニンの材料になるのが、「トリプトファン」という必須アミノ酸です。トリプトファンは肉、魚、卵、乳製品、豆類などの良質のたんぱく質に豊富に含まれているので、これらを食べることが重要！ 甘いものに依存しなくても、体内でセロトニンをふやすことができます。

3 朝日を浴びよう

セロトニンは朝日を浴びることで分泌されます。多くの妊婦さんは、産休に入ると生活リズムが乱れがちですが、ベランダに出て空気を吸う、ゴミを出しに家から出るなど、「朝の光を浴びる」習慣をつけましょう。朝スッキリと目覚めることができるから、快眠と心の安定にも効果的!

4 リズム運動をしよう

ウオーキングや足踏み、ラジオ体操、ガムをかむなど、一定のリズムで行う運動や動作も、セロトニンの分泌を活性化します。体に無理のない範囲で、規則正しい動きを繰り返すことがポイント。疲れを感じない10〜30分程度を目安に、できるだけ毎日つづけましょう。

もしも甘いものを食べるなら

甘いものがすべてダメではないので、安心して!
おやつにはたんぱく質や果物、腸内環境をととのえる
植物性ポリフェノールやはちみつを。
甘味料には、血糖値が上がりにくいオリゴ糖などを選びましょう。

【 たんぱく質をとる 】

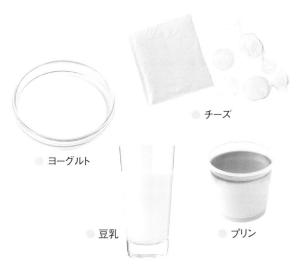

- チーズ
- ヨーグルト
- 豆乳
- プリン

【 甘味料をかえる 】

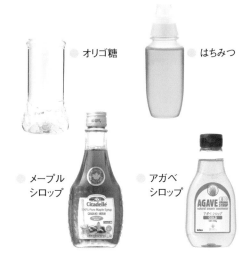

- オリゴ糖
- はちみつ
- メープルシロップ
- アガベシロップ

【 ビタミン・ミネラル補給 】

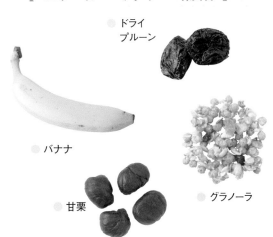

- ドライプルーン
- バナナ
- 甘栗
- グラノーラ

【 植物性ポリフェノール 】

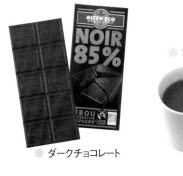
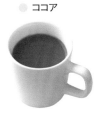

- ココア
- ダークチョコレート

2 体重がふえてしまう

間食の糖分や油脂が多すぎない?
食事量を減らすのは逆効果です

　食事の量は少なくても、間食や夜食で、とび抜けて糖分や油脂の
多い、高カロリーのお菓子やドリンクを選んでいませんか? 主食、主
菜、副菜で栄養をしっかりとらないと、食事でのカロリーが足りず、口寂
しくなり、ついお菓子に手が伸びてしまう……。それが太る原因かもし
れません。

　また、3食をきちんと食べていない人は、筋肉量が落ちて、体脂肪率
が高くなります。さらに摂取カロリーが極端に少なくなれば、基礎代謝
が下がり、体が少しの栄養を脂肪にしてため込むおそれが! 食事でお
なかを満たすことが、結局は太りにくい体質につながるのです。

○さんの食事診断 （妊娠5カ月・主婦／身長158cm／妊娠前から+2kg）

体重がふえるのは
間食や塩分が
多いせい?

つわりで体重が5kg減ったの
ですが、落ち着いてから4週間
で一気に4kgもふえてしまいま
した! 夜のごはんは減らして
いるのに、間食や塩分が多い
のでしょうか。

Advice

**間食は体重増加の
要因に! むくみの
解消も心がけて**

食事量は多くないですが、
血糖値を上昇させるGI値
の高いジュースやカステラ
を選ぶことで、体重増加に
つながっているかもしれま
せん。体重が増加している
一因としてむくみも考えら
れるため、薄味を意識し、た
んぱく質やカリウムを積極
的にとるようにしましょう。

朝食
[9:30]

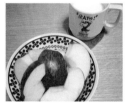

● ホットミルク
● りんご（1個）

Check

この朝食では食事量が足り
ません! ライ麦（全粒粉）トースト
とゆで卵を加え、ホットミル
クをトマトスープ（野菜・い
も・豆などを入れたもの）にか
えてみて。カリウムを補給で
き、むくみ防止にも◎。

昼食
[13:00]

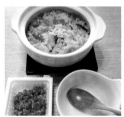

● 野菜としいたけの
　ぞうすい
● 納豆（1パック）

Check

野菜のぞうすいに、納豆を加
えているのはよいですね。ご
はんは発芽玄米や雑穀米に
して、量を控えてみましょう。
体重の急増を防げるうえ、鉄
や食物繊維などの栄養が補
えます。

間食

● 果汁100%ジュース　● 紅茶（デカフェ）　● カステラ

夕食
[20:00]

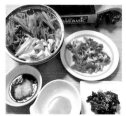

● しゃぶしゃぶ
　（豚肉、水菜、
　エリンギ）
● ほうれんそうの
　ナムル

Check

豚肉でたんぱく質をとってい
るのはOK。体重コントロール
中なので、夕食にごはんを控
えるのはよいですが、おかず
中心になって塩分をとりすぎ
ないように注意しましょう。

3 食欲が止まらない

3

> **炭水化物が好きで体重増**
> ごはん、パン、めんなどの炭水化物が好き。
> 夫が好きなカロリー高めのおかずもふえてい
> て、体重増の予感……。
> Tさん（妊娠8カ月）

> **自宅安静中に食べすぎた！**
> つわりが終わった解放感から、食欲全開！
> 自宅安静だったのに抑制できず、後期に体
> 重がふえすぎました。
> Yさん（妊娠10カ月）

お菓子や揚げ物に走ってはダメ！「うまみ」で満足感を高めて

揚げ物、脂肪の多い肉、スナック菓子、生クリームたっぷりのケーキやアイスに走るのは、妊娠糖尿病や妊娠高血圧症候群のリスクが！食欲が止まらないときは、砂糖と油脂よりも「うまみ」を増すのがコツ。肉や魚、トマトや干ししいたけなどのうまみの出る食材を活用して、おなかを満足させましょう。

和食の「かつおだし」は、うまみが食欲を抑制することで注目されています。料理に使うほか、〝飲む〟のもおすすめ。もし甘いものをガマンできないなら、肥満予防になる植物性ポリフェノール（ココアやダークチョコレート）や、血糖値を上げにくいオリゴ糖を選んでください。

Kさんの食事診断 （妊娠5カ月・公務員／身長162cm／妊娠前から+1.5kg）

朝昼晩だけでなく間食も、量が多くなってしまう

多忙なときは宅配で野菜を届けてもらうようにし、栄養バランスはバッチリ考えていますが、つい食べすぎてしまうのが悩み。職場での昼食も〝特盛り〟です。

Advice

よくかんで食べること、薄味を意識することがたいせつ

妊娠中期のエネルギー付加量は+250kcal（おにぎり1個程度）です。食欲がセーブできないときは、①海藻や野菜など食物繊維の多い食品をゆっくりとよくかんで食べる、②余分な調味料は極力カットして薄味にする、この2つが大事です。

朝食 [4:30]

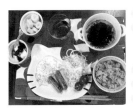

- かやくごはん
- 目玉焼き＆ソーセージ＆サラダ
- わかめスープ
- バナナ（1/2本）
- ヨーグルト

Check
卵とソーセージはゆでる調理法にして、余分な油をカットして。また、塩分のとりすぎが気になります。ごはんは味をつけない雑穀米などにかえ、スープは添えず、お茶だけに。

間食

- もなか（1個）
- 小さいおにぎり（4個）

昼食 [12:40]

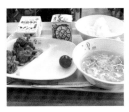

- コーンごはん
- 鶏肉のカシューナッツいため
- ミニトマト
- キャベツのスープ
- チョコケーキ
- 牛乳（200ml）

Check
野菜をしっかりとれている点はすばらしいですが、全体量が多め。器に盛る段階で量を調整してみましょう。牛乳は低脂肪にするとカロリーを30%はカットできます。

夕食 [18:45]

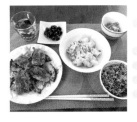

- さんまの竜田揚げ油淋ソース
- 大根かき玉煮
- 黒豆
- 納豆（1パック）
- 古代米ごはん

Check
揚げ物は、揚げていない状態と比較してカロリーが約2倍になるので要注意！素焼きがベターです。間食の量も気になるので、おにぎりは半量にできるとよいですね。

量を食べられない

少量でも高栄養にしましょう。飲み物で補給するのもおすすめ

量が食べられないなら、栄養価を高めましょう。たんぱく質食材は、必要な栄養素を効率よくとれるのがメリットです。卵はほぼ完全栄養食品で手軽に食べられるので、毎日必ず！ 鉄の多い牛肉やまぐろ、高野どうふ、DHAの多い青背魚や鮭などのたんぱく質もあわせて食べてください。

鉄を強化した飲むヨーグルト、豆乳、ココア、アーモンドミルク、ライスミルクなど、栄養補給できる飲料も充実しています。これらを1日2〜3杯飲むのも手です。ただし、加糖タイプは糖分のとりすぎに注意。砂糖不使用を選び、甘みはオリゴ糖やはちみつで足しましょう。

Yさんの食事診断 （妊娠10カ月・産休中／身長160cm／妊娠前から＋4.5kg）

「赤ちゃんが細身」と健診で言われて不安です

量を多く食べられないので、質を心がけて食事をとっているつもりですが、体重の増加につながりません。妊娠7カ月ごろから健診で「赤ちゃんが細身」と言われています。

Advice

妊娠後期は特に鉄が不足しないように

妊娠後期は、妊娠前にくらべて＋450kcal（軽く1食分）多く食べる必要があります。特に、鉄が赤ちゃんへと移行する時期なので、間食でもプリン（卵）、ナッツなどをとり入れ、飲み物は鉄の吸収を阻害しないハーブティーや麦茶を選びましょう。

朝食
[8:00]

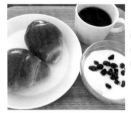

○ ロールパン（2個）
○ コーヒー
○ レーズン入りヨーグルト

Check
全体的にエネルギー量と栄養素が不足しています。卵やツナ缶、チーズなどのたんぱく質を加え、トマトやブロッコリーなど、ゆでるだけ、切るだけの野菜もプラスしたいですね。

昼食
[13:00]

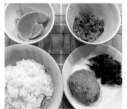

○ ごはん
○ 納豆（1パック）
○ 野菜のおひたしやおかず（残り物）
○ オレンジ

Check
納豆に、しらす干しや卵をトッピングしましょう。食事の量はあまり変わりませんが、卵1個で約80kcalのプラスになり、たんぱく質やビタミン、鉄を補えます。

間食
○ あたたかい飲み物（豆乳など）　○ フルーツや和菓子

夕食
[19:00]

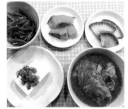

○ ロールキャベツ
○ 冷ややっこ
○ きんぴらごぼう
○ かぼちゃの煮物
○ 漬け物

Check
エネルギー量が大幅に不足するので、主食は抜かないで！ 主菜はぶりやさばなど、脂ののった魚を選んで効率的にカロリーを補い、DHA・EPAも確保しましょう。

⑤ 貧血が改善しない

食事対策をしても鉄剤が必要に

なるべくバランスよく食べ、プルーンは嫌いでも毎日食べつづけたのに、鉄剤を飲むことになってしまいました。
Bさん（妊娠10カ月）

食べ物で鉄補給している

貧血がありますがレバーは嫌いなので、ほうれんそう、小松菜、切り干し大根、納豆などを食べるようにしています。
Wさん（妊娠8カ月）

卵、赤身の肉・魚、貝類など動物性食品の鉄を強化して

妊婦さんの多くが必要な栄養を満たしていないのが実情ですが、特に鉄の不足率がとても高いです。鉄を補給するためにほうれんそうやプルーンを食べている人が多いのですが、卵、牛赤身肉、まぐろ、かつお、あさり、しじみなど、吸収率の高い動物性食品からも忘れずにとり入れてください。

植物性食品では、のり、ごま、ナッツ、雑穀ごはん、青菜、枝豆、大豆製品（納豆、きな粉、高野どうふ）などに鉄が豊富。鉄は毎食でコツコツとらないと、必要量にはなかなか到達しません。これらの鉄強化食品は頭の中と冷蔵庫に常に入れておいて、ON！しましょう。

Iさんの食事診断 （妊娠6カ月・主婦／身長167cm／妊娠前から＋1kg）

貧血があるため、鉄の多い青菜や卵を毎日の食卓に

病院処方の鉄剤は体質に合わないので、鉄のとれる食事を意識しています。サラダほうれんそうは毎日必ず食卓に！でも、貧血が改善しているとは思えません。

Advice
鉄と同時にたんぱく質をとることを忘れないで

「貧血の改善には鉄を強化しなくちゃ」と思いがちですが、それだけでは片手落ち！鉄に加えて、ヘモグロビンの材料になるたんぱく質も不足しないように心がけて。牛肉、まぐろ、卵などの動物性食品は、鉄と同時にたんぱく質をとることができます。

朝食［7:30］

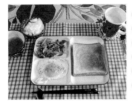

- 食パン
- 目玉焼き
- サラダ
- コンソメスープ
- バナナヨーグルト
- ホットミルク

Check
パンはライ麦（全粒粉）にし、スープには大豆やチーズをプラスして鉄を補いましょう。ブロッコリーやパプリカなどのビタミンCを加えると、鉄の吸収が高まります。

昼食［12:00］

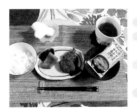

- ごはん（半膳）
- おかず（夕食の残り）
- インスタントみそ汁
- りんご

Check
これでは、全体的に量が少なめです。たんぱく質は貧血の改善に不可欠！おかずに納豆を加える、みそ汁にのりをちぎり入れるなど、少量ずつ鉄をふやす工夫をしましょう。

夕食［19:00］

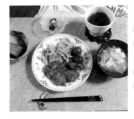

- チキンカツ
- ほうれんそうのおひたし
- かぼちゃの煮物
- 具だくさんみそ汁

Check
牛赤身肉など動物性の鉄は吸収率が高いので、意識して使って。おひたしを「ごまあえ」にかえると、エネルギー量や鉄を補うことができます。主食は必ず食べて！

夜食
- みかん1個
- ポテトチップス
- アイスなど

監修

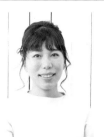

予防医療・栄養コンサルタント
一般社団法人ラブテリ代理理事
細川モモ

両親のがん闘病を機に予防医療を志し、渡米後に
最先端の栄養学に出合う。米国認定 Internatio
nal Nutrition&Supplement Adviserの資格を取
得したのち、2009年に医師・博士・管理栄養士な
ど13種の専門家が所属する「ラブテリ トーキョー&
ニューヨーク」を発足。母子の健康向上を活動目的
とし、食と母子の健康に関する共同研究を複数手
がける。2児の母。
インスタグラム@momohosokawa

管理栄養士
有田さくら・吉川恵美
（ラブテリ トーキョー&ニューヨーク所属）

料理指導（五十音順）

あまこようこ、井澤由美子、大越郷子、片岡 護、カノウユミコ
検見﨑聡美、古口裕美、阪口珠未、祐成二葉、高橋恵子
舘野鏡子、ダンノマリコ、中村陽子、広沢京子、藤井 恵
ほりえさわこ、牧野直子、村岡奈弥、森 洋子、ワタナベマキ
ラブテリトーキョー&ニューヨーク（鯉江純子）

STAFF
表紙・本文デザイン／今井悦子（MET）
撮影（五十音順）／梅澤 仁、武井メグミ、千葉 充
　畠山あかり・藤井雅則、見澤厚司、三村健二、山田洋二
　黒澤俊宏・佐々木幹夫・佐山裕子・鈴木江実子・
　松木 潤（主婦の友社）
イラスト／齋藤よしこ
構成・文／水口麻子
編集担当／三橋亜矢子（主婦の友社）

これが最新！妊娠中の食事

令和2年 1 月20日　第1刷発行
令和3年12月20日　第5刷発行

監　修　細川モモ
発行者　平野健一
発行所　**株式会社 主婦の友社**
　　　　〒141-0021　東京都品川区上大崎3-1-1 目黒セントラルスクエア
　　　　電話 03-5280-7537（編集）　03-5280-7551（販売）
印刷所　大日本印刷株式会社

■本書の内容に関するお問い合わせ、また、印刷・製本など製造上の不良がございましたら、主婦の友社（電話03-5280-7537）にご連絡ください。
■主婦の友社が発行する書籍・ムックのご注文は、お近くの書店か主婦の友社コールセンター（電話0120-916-892）まで。
＊お問い合わせ受付時間　月〜金（祝日を除く）9:30 〜 17:30
主婦の友社ホームページhttps://shufunotomo.co.jp/

＊本書は2016年刊行の『妊娠中の食事』（主婦の友社）に新たな情報を加えて再編集したものです。